AF593033

ÉVOLUTION ET TRANSFORMATIONS ANATOMIQUES

DE LA

CAVITÉ NASO-PHARYNGIENNE

PAR

Le Dr Étienne ESCAT
DE TOULOUSE

PARIS
G. STEINHEIL, ÉDITEUR
2, RUE CASIMIR-DELAVIGNE, 2
1894

ÉVOLUTION ET TRANSFORMATIONS ANATOMIQUES

DE LA

CAVITÉ NASO-PHARYNGIENNE

IMPRIMERIE LEMALE ET Cie, HAVRE

ÉVOLUTION ET TRANSFORMATIONS ANATOMIQUES

DE LA

CAVITÉ NASO-PHARYNGIENNE

PAR

Le Dr Étienne ESCAT
DE TOULOUSE

PARIS
G. STEINHEIL, ÉDITEUR
2, RUE CASIMIR-DELAVIGNE, 2

1894

ÉVOLUTION ET TRANSFORMATIONS ANATOMIQUES

DE LA

CAVITÉ NASO-PHARYNGIENNE

INTRODUCTION

Nous avons entrepris ce travail sur les conseils de M. le professeur Charpy.

On sait l'extension qu'a prise depuis quelques années la pathologie de la cavité naso-pharyngienne; on connaît d'autre part les contestations tant de fois soulevées sur certains points de son anatomie normale, et les dissensions des rhinologistes au sujet de l'amygdale et de la bourse pharyngienne.

Nous avons pensé avec notre maître qu'il serait peut-être intéressant de présenter une étude d'ensemble des transformations évolutives de cette cavité, comprenant ses variations, non seulement pendant la vie fœtale, mais aussi et surtout depuis la naissance jusqu'à la vieillesse.

Nos recherches personnelles portent spécialement sur le mode d'accroissement de la cavité et sur les métamorphoses que subissent normalement les parties molles, en particulier l'amygdale pharyngienne.

Notre but est donc de préciser les connaissances déjà acquises afin, si faire se peut, qu'il ne reste plus aucun doute dans l'esprit des rhinologistes sur la morphologie normale de cet organe.

Il nous semble que nous aurons fait œuvre pratique en donnant des notions aussi exactes que possible sur l'état physiologique d'une cavité que le spécialiste explore journellement et dont il doit apprécier les moindres variations pathologiques.

Pourra-t-on considérer comme superflues des recherches destinées à fixer la forme et les dimensions normales de l'amygdale pharyngienne, dont ont est appelé chaque jour à juger l'hypertrophie et à pratiquer l'extirpation?

Dans ce but, j'ai fait des examens cadavériques portant sur quarante-deux sujets et quelques examens histologiques.

J'ai fait en outre des recherches anthropologiques nombreuses au muséum d'histoire naturelle, grâce à l'extrême complaisance de M. le professeur Chauveau et de M. le professeur Hamy.

Je joins enfin à ce travail quarante-quatre dessins que j'ai dessinés moi-même d'après nature.

Je prie M. le professeur Charpy de croire à ma sincère reconnaissance pour la bienveillance avec laquelle il s'est mis à ma disposition, m'a prodigué ses conseils et communiqué ses notes.

Tous mes remerciements à mon collègue et ami Ernest

Coulon pour sa collaboration dans la partie histologique.

C'est un devoir pour moi de témoigner maintenant ma respectueuse sympathie à mes premiers maîtres de la Faculté et des hôpitaux de Toulouse, à MM. les professeurs Caubet, Saint-Ange, Labéda et Jeannel ; à MM. Dupau, Bezy et Cabadé.

Je dois une reconnaissance particulière à M. le professeur Tapie et à M. le professeur André pour les encouragements qu'ils n'ont cessé de me prodiguer pendant tout le cours de mes études, à M. le Docteur Terson pour ses utiles conseils.

A mes maîtres dans les hôpitaux de Paris, MM. Jules Simon, Dreyfus-Brisac, Talamon, Barié, Marfan, Hirtz, Félizet et Hartmann, dont j'ai suivi l'enseignement en qualité d'interne provisoire, j'adresse l'expression de ma vive gratitude.

En quittant l'internat dans les Asiles de la Seine, je remercie MM. Bouchereau, Marandon de Montyel, Paul Garnier et Legras de leur extrême bienveillance à mon égard, et du zèle qu'ils ont mis à m'intéresser à l'étude des maladies mentales.

MM. Alfred Martin et Lubet-Barbon m'ont agréé comme aide de clinique. Je prie ces excellents maîtres de croire à toute ma reconnaissance pour l'honneur qu'ils m'ont fait en m'acceptant comme collaborateur, et pour le dévouement tout spécial qu'ils ont apporté dans mon éducation laryngologique.

Qu'il me soit enfin permis de rendre un hommage respectueux à la mémoire de Charcot.

De ce grand maître, dont j'eus l'honneur d'être externe, je

garderai le souvenir profond qu'il a laissé au cœur de tous ses élèves.

Auprès de M. le professeur Landouzy, je passai une année d'externat. A son école, j'ai appris la place prépondérante que devait occuper dans l'éducation médicale la pathologie générale, la large part qu'on devait accorder dans l'examen clinique à l'étude approfondie du terrain morbide, qui seule donne la clef des réactions de l'organisme et du pronostic.

Quoique destiné à la pratique spéciale, je resterai à jamais pénétré des vérités de cet enseignement.

Je prie M. le professeur Landouzy de croire à toute ma reconnaissance.

DIVISION DU SUJET

Cette étude comprendra deux parties.

1° Dans la première, nous étudierons : le développement et l'accroissement du squelette, sa configuration et ses dimensions chez le nouveau-né, l'enfant et l'adulte, ses corrélations avec l'accroissement des fosses nasales, du larynx et de la trachée, avec la conformation du crâne et de la face. Nous étudierons enfin les variations de ses diverses parties chez l'adulte.

2° Dans la deuxième, nous donnerons un exposé des modifications évolutives qui atteignent les parties molles depuis la naissance jusqu'à l'extrême vieillesse. Nous étudierons les variétés qui concernent le pavillon de la trompe, les fossettes de Rosenmüller et l'amygdale pharyngienne.

Nous suivrons les phases de cette amygdale, depuis sa première apparition jusqu'à sa régression complète, ainsi que celles de la bourse pharyngienne. Nous terminerons enfin par un aperçu rapide d'anatomie comparée de cet organe.

PREMIERE PARTIE

TRANSFORMATIONS ANATOMIQUES DU SQUELETTE

I. — Constitution du squelette naso-pharyngien.

Avant d'entrer dans l'étude de l'évolution, nous croyons indispensable de préciser les notions anatomiques relatives à la constitution squelettique de la cavité.

Presque cubique, elle présente à étudier une voûte et quatre faces.

La face antérieure de la cavité naso-pharyngienne est représentée par le cadre osseux qui forme les orifices postérieurs des fosses nasales, autrement dit les Choanes (1). Le bord postérieur du vomer, qui sépare les deux orifices, n'a pas une direction absolument verticale : comme le bord postérieur des ailes internes ptérygoïdiennes, il est incliné sur le plan de la voûte palatine, mais cette inclinaison est variable ; elle est toutefois bien moins prononcée chez l'homme que chez les animaux. L'extrémité supérieure de ce bord très concave s'étale presque horizontalement sur la crête inférieure du sphénoïde, formant un éperon qui se prolonge parfois très loin sur la voûte.

Nous croyons qu'on pourrait comprendre chaque choane non pas comme un simple orifice, mais comme un détroit annulaire

(1) De χοάνη, entonnoir.

de trajet fort court, se prolongeant en arrière de l'orifice proprement dit ; ce dernier, partie la plus rétrécie du trajet, répondrait à son origine antérieure ; une arête osseuse plus ou moins vive marque, en effet, sur le squelette, ce rétrécissement.

La circonférence qu'elle dessine passe : en dehors, sur les confins des méats et les queues des cornets, en dedans, sur une crête verticale, qui parcourt la marge postérieure du septum et sépare l'éperon vomérien de la partie principale du même os, en haut, immédiatement en avant du trou ptérygo-palatin, en bas sur le bord postérieur de la voûte palatine.

Le trajet choanal atteint son minimum de longueur en bas, où il est presque nul, et son maximum en haut, où il a en moyenne 1 centim. Cette dernière longueur se mesure par la distance qui s'étend du trou ptérygo-palatin à la pointe de l'éperon vomérien.

•

La voûte de la cavité naso-pharyngienne est formée par la face inférieure du corps du sphénoïde et l'apophyse basilaire, ne formant plus qu'un os chez l'adulte : l'os *sphéno-basilaire*.

Deux pièces osseuses adjacentes, les pyramides des rochers, entrent accessoirement dans la constitution du squelette, en donnant insertion à la trompe, au ligament latéral et au muscle péristaphylin interne, qui complètent les parois latérales de la cavité.

La surface sphéno-basilaire a la forme d'un trapèze. La petite base antérieure, inférieure au diamètre transversal total des choanes, s'étend de droite à gauche, entre les deux trous déchirés antérieurs. La grande base postérieure est représentée par une ligne transversale passant par le sommet du tubercule pharyngien.

Au centre de cette surface, on voit une dépression légère, allongée suivant le diamètre sagittal, très fruste chez quelques sujets, exagérée au contraire chez quelques autres : c'est la *fossette naviculaire*.

Chez certains sujets, elle est elle-même creusée d'une deuxième fossette, profonde et bien circonscrite, la *fossette pharyngienne* (fig. L, p. 40).

Ces fossettes sont creusées sur le versant antérieur du *tubercule pharyngien*, éminence osseuse plus ou moins saillante, mais constante, qui marque la limite extrême de la voûte sur la ligne médiane.

Nous verrons plus loin combien ces dépressions sont sujettes à des variations. On peut admettre dès maintenant, comme l'a d'ailleurs récemment démontré Pœlchen de Kœnigsberg, que la fossette naviculaire, et la fossette pharyngienne quand elle existe, donnent insertion au cul-de-sac du *recessus pharyngien médian*.

A droite et à gauche de la fossette naviculaire, s'insèrent les muscles grands droits antérieurs.

A droite et à gauche du tubercule, les muscles petits droits antérieurs.

Tout le reste de la surface est couvert par le *périoste sphéno-basilaire*. Celui-ci s'étale comme un éventail dans l'intervalle compris entre les quatre muscles. La base du triangle qu'il forme répond aux choanes, le sommet au tubercule pharyngien, au niveau duquel il atteint son maximum d'épaisseur.

Dans la région qui répond à la fossette naviculaire, il se déprime comme elle et s'amincit; mais il augmente de densité et son adhérence à ce niveau est intime avec l'os, à ce point qu'on ne peut l'en détacher qu'avec la rugine.

La pyramide du rocher, qui complète, avons-nous dit, le squelette de la voûte, forme de chaque côté de l'apophyse basilaire une surface triangulaire allongée. Le sommet du triangle répond au trou déchiré antérieur. La base est formée par une ligne oblique, orientée de dedans en dehors et d'arrière en avant, et passant par :

1° La partie du trou déchiré postérieur qui livre passage aux nerfs crâniens ;

2° L'orifice inférieur du canal carotidien ;

3° L'orifice inférieur de la trompe osseuse.

Le côté externe du triangle répond à la fissure sphéno-pétreuse sur laquelle est insérée la trompe cartilagineuse ; le côté interne à la fissure pétro-basilaire, occupée par le sinus veineux pétro-occipital inférieur de Trolard.

M. Poirier fait remarquer que la face inférieure du rocher, séparée de l'apophyse basilaire par cette fissure, ne se met en rapport avec l'apophyse que par son extrême pointe, qui offre assez souvent, dit-il, une gouttière profonde de 1 ou 2 millim., dans laquelle est reçue une crête de cette apophyse. Nous avons remarqué chez les primates une étroitesse considérable de la fissure pétro-basilaire, ainsi qu'une disparition presque complète du trou déchiré antérieur, réduit à une simple fente, ce qui est dû à l'allongement extrême de la pointe du rocher qui occupe sa place et vient presque affleurer les choanes.

Sur un crâne de Japonais, nous avons vu une lame osseuse, étendue du sommet de la pyramide à l'apophyse basilaire, obturer presque complètement le trou déchiré antérieur.

La surface pétreuse est recouverte par une couche périostique, s'étendant de la fissure pétro-basilaire à la fissure sphéno-pétreuse, fermant le sinus pétro-occipital inférieur et obturant le trou déchiré antérieur. D'après M. Poirier, cette couche est renforcée par le ligament *pétro-basilaire*, « inséré d'une part aux rugosités qui garnissent la paroi inférieure du canal carotidien, d'autre part sur la partie voisine de l'apophyse basilaire ».

Les deux couches réunies constituent le ligament *pétro-sphéno-basilaire*.

La membrane obturatrice du trou déchiré peut être cartilagineuse, contenir des nodules osseux, tel l'os sésamoïde de Riolan, ou encore être remplacée, comme dans le cas que nous avons observé, par une lame osseuse.

La paroi postérieure de la cavité naso-pharyngienne a pour limite supérieure une ligne transversale, passant par le sommet du tubercule pharyngien. Sa limite inférieure ne saurait être précisée par un repère fixe, pris sur le squelette de la paroi postérieure du pharynx ; elle est trop variable. Nous devons la considérer comme déterminée par l'intersection du plan prolongé de la voûte palatine sur la partie inférieure de l'apophyse basilaire, sur l'apophyse odontoïde, ou encore sur l'arc antérieur de l'atlas. Ces différences sont sous la dépendance des trois facteurs suivants, variables avec l'âge, la race, l'individu :

1° La longueur de la surface basilaire ;

2° L'inclinaison de l'apophyse ;

3° La hauteur des choanes.

Le squelette n'intervient que fort peu dans la formation de la paroi latérale.

Seule, l'aile interne de l'apophyse ptérygoïde, peu développée en général, marque sa direction en avant. Cette paroi est presque uniquement constituée par le *ligament latéral de Luschka* (aponévrose pétro-salpingo-pharyngienne de Richet) ; nous ne pouvons entrer ici dans la description complexe de ce ligament, que nous avons l'intention d'étudier prochainement et qui mérite d'être suivi en détail. Nous nous contenterons de dire que cette lame fibreuse, de forme triangulaire, s'insère : 1° par son sommet, en même temps que la trompe cartilagineuse qu'elle enveloppe d'une gaine, autour de l'orifice exocrânien de la trompe osseuse ; 2° par son bord supérieur au tissu fibreux de la suture sphéno-pétreuse ; 3° par sa base au bord postérieur de l'aile interne ptérygoïdienne ; 4° le bord inférieur répond au bord inférieur de la trompe.

Avant d'aborder l'étude de l'évolution du squelette, nous donnerons quelques indications sur les diamètres dont la comparaison permet d'apprécier les variétés anatomiques.

1° Le *diamètre sagittal*, parallèle à la voûte palatine et sur son prolongement, se mesure de l'épine nasale postérieure à la surface osseuse opposée (surface basilaire, basion, apophyse odontoïde, arc antérieur de l'atlas).

2° Le *diamètre transversal ou bi-ptérygoïdien* s'étend horizontalement entre les faces internes des deux ailes internes ptérygoïdiennes.

3° Le *diamètre vertical* pourrait se mesurer par la perpendiculaire abaissée du point culminant de la voûte sur le diamètre sagittal. Il nous paraît plus simple de le mesurer en fonction du diamètre vertical des choanes ; ce dernier lui est évidemment quelque peu inférieur ; mais les variations portent peu sur la différence. Comme c'est précisément l'étude de ces orifices qui nous intéresse, nous n'hésiterons pas devant cette substitution.

4° Les *choanes* se mesurent par leurs deux diamètres connus, vertical et horizontal.

Pour étudier les variations de la voûte, nous avons dû pratiquer des mensurations sur la surface sphéno-basilaire : nous avons mesuré son diamètre sagittal et son diamètre transversal.

Le *diamètre sagittal de l'apophyse basilaire* a été mesuré de l'éperon du vomer au basion.

Le *diamètre transversal* a été pris sur la ligne qui passe par le tubercule pharyngien.

Pour apprécier le développement des surfaces pétreuses, annexes de la voûte, nous avons utilisé le *diamètre bi-tubaire*, réunissant les deux orifices exocrâniens des trompes osseuses. Ce diamètre passe généralement en avant du tubercule pharyngien, par la fossette naviculaire.

Pour évaluer l'inclinaison de l'apophyse basilaire, nous n'avons eu recours ni à *l'angle basilaire de Broca*, qui mesure l'inclinaison de l'apophyse sur le plan du trou occipital, ni à *l'angle basilaire de Gegenbaur*, formé au niveau de la selle turcique par l'axe longitudinal de l'apophyse basilaire et celui du corps sphénoïdal.

Nous avons également trouvé peu d'avantages à dresser nos comparaisons sur *l'angle sphénoïdal de Welcker*. Ces angles, en effet, d'un grand intérêt au point de vue anthropologique, nous éclairaient fort peu dans cette étude toute spéciale et faite uniquement au point de vue rhinologique.

Nous avons préféré mesurer l'angle formé par la surface sphéno-basilaire sur le plan prolongé de la voûte palatine : nous l'appellerons l'angle *palato-basilaire* (1).

(1) Le goniomètre de Broca ne saurait convenir pour la mesure de cet angle. — Il suffit pour cela d'un petit compas dont l'une des branches, très courte, n'a pas plus de 0,03 centim. et porte, fixé à son extrémité, un arc gradué. On applique la tête du compas sur le basion, la longue branche sur la suture palatine, la courte branche sur la surface basilaire, et on lit sur l'arc gradué l'angle palato-basilaire.

II. — Évolution de la cavité naso-pharyngienne.

Développement. — La cavité naso-pharyngienne se forme aux dépens du cul-de-sac qui termine l'intestin antérieur. Ce cul-de-sac se trouve séparé dans les premiers jours de la cavité buccale primitive par la membrane pharyngienne de Remak.

D'après His, cette membrane d'occlusion commencerait à se résorber vers le douzième jour, pour mettre en communication les deux cavités.

Le premier résultat de cette résorption est la formation d'un anneau membraneux, le *voile pharyngien primitif*, mais l'anneau s'atrophie bientôt et la communication, primitivement étroite, devient large.

Les fossettes olfactives vont former le labyrinthe olfactif des fosses nasales, tandis que la partie supérieure de la cavité buccale primitive formera leur région respiratoire.

La formation des choanes résulte de celle de la voûte palatine et de la cloison.

A la fin du deuxième mois, se forment, en effet, sur la face interne des prolongements maxillaires supérieurs, les lames ou apophyses palatines, qui se souderont sur la ligne médiane d'avant en arrière, pour former la voûte palatine et le voile.

La cloison résulte d'une saillie de la partie médiane du prolongement frontal, se développant de haut en bas pour se réunir sur la ligne médiane, à la suture des deux lames palatines.

A ce moment, les choanes sont constituées et le canal naso-pharygien séparé de la cavité buccale proprement dite.

On s'est beaucoup occupé dans ces derniers temps de l'occlusion congénitale des choanes. Cette anomalie résulterait-elle d'un défaut de résorption de la partie supérieure du voile pharyngien primitif ? Nous nous contentons de poser la question sans la résoudre.

Accroissement. — Il est intéressant pour le rhinologiste de connaître les variations que subit dans ses dimensions et dans sa forme le squelette naso-pharyngien. Seule son évolution, suivie depuis la naissance jusqu'à l'âge adulte, pourra faire comprendre le mécanisme qui préside à ses transformations.

Le développement des diverses pièces qui le représentent n'est pas uniforme : aussi serons-nous obligé d'étudier séparément certaines d'entre elles, les envisageant toutefois à l'unique point de vue de l'architecture de la cavité.

Nouveau-né. — Trois particularités caractérisent la cavité naso-pharyngienne du nouveau-né et permettent de la rapprocher de celle des animaux, du singe et du chien, par exemple ; ce sont :

1° La longueur exagérée du diamètre sagittal de la voûte;

2° Le développement très faible du diamètre vertical des choanes, et, par suite, de la cavité;

3° L'inclinaison extrême de la surface sphéno-basilaire.

La cavité prend donc l'aspect d'un canal allongé d'avant en arrière.

Quelle peut être la raison de la prédominance du diamètre sagittal de la surface sphéno-basilaire sur son diamètre transversal ?

Les recherches d'Albrecht et de Lucy semblent nous la donner.

Ces auteurs ont montré que l'os sphéno-basilaire, au lieu d'être simplement formé par la soudure du corps du sphénoïde et de l'apophyse basilaire, était primitivement constitué par deux os distincts, l'un crânial, *le basiotique*, centre de vertèbres des rochers; l'autre caudal, *le basioccipital*, centre de vertèbres des exoccipitaux. Remarquons que les relations établies par Albrecht entre le basiotique et les rochers justifie, jusqu'à un certain point, les rapports que nous avons cru devoir établir entre ces mêmes os au sujet de l'anatomie descriptive de la cavité.

Pour démontrer la dualité d'origine de l'apophyse basilaire, Albrecht s'est appuyé sur l'existence de deux points d'ossification déjà réunis en bissac vers la sixième semaine (Lucy).

Des anomalies dans cette soudure peuvent se traduire plus tard chez l'adulte par des malformations. Il s'agit d'une encoche, d'une incisure ou d'une séparation complète entre les deux pièces. Nous avons observé un seul exemple de ces anomalies, caractérisé par deux incisures d'un demi-centimètre. Les trois os, sphénoïde, basiotique, basioccipital, échelonnés sur le diamètre sagittal, progressent dans tous leurs diamètres et chacun isolément ; mais les accroissements partiels s'additionnent dans un seul sens, celui du diamètre sagittal ; de là la prédominance du développement de ce diamètre sur les autres, tant que les centres d'ossification sont indépendants. Son accroissement se ralentit, au contraire, dès que leur fusion est opérée.

Quant au développement, si peu prononcé à la naissance, du diamètre vertical des choanes, et par suite de celui de la cavité, il s'explique encore aisément.

Disse, qui a étudié le mode d'accroissement des fosses nasales, a fait ressortir qu'à la naissance la région supérieure de ces cavités (*labyrinthe olfactif*) était bien développée, tandis que la région respiratoire (*canal naso-pharyngien*) était étroite et surtout peu élevée.

La hauteur de cette dernière est si faible que le bord libre du cornet inférieur se trouve normalement au contact du plancher nasal ; il n'est donc pas étonnant que le diamètre vertical des choanes soit peu élevé.

La raison de ces différences réside dans la lenteur de l'accroissement des diamètres verticaux des masses latérales de l'ethmoïde, du maxillaire supérieur et de la branche montante du palatin.

Il résulte de ces particularités que chez le nouveau-né, comme chez le fœtus, les choanes, au lieu d'être ovalaires, à grand diamètre vertical, sont presque circulaires ; quelquefois même le diamètre horizontal dépasse le vertical d'un demi ou d'un millimètre.

Les diamètres chez le nouveau-né, d'après une moyenne prise sur une série de 17 crânes, sont les suivants :

D. sagittal de la cavité....	0,020 millim.
D. transverse »	de 0,012 à 0,015 millim.
D. vertical des choanes...	de 0,005 à 0,007 millim.
D. tranverse »	de 0,005 à 0,006 millim.

L'angle palato-basilaire varie entre 20° et 25° (pl. I, fig. A).

De la naissance a un an. — Le diamètre sagittal s'accroît si lentement qu'on peut le considérer comme stationnaire.

Le diamètre transverse s'accroît au contraire d'une façon très sensible ; d'après nos observations personnelles, il augmente, surtout dans les six derniers mois de la première année.

Le diamètre vertical des choanes s'accroît aussi très rapidement d'après Disse, il croît depuis la naissance jusqu'à la fin du sixième mois d'environ le *double ;* cette opinion nous paraît exacte.

Entre 6 mois et 1 an, nous l'avons vu atteindre 8 et 10 millim., alors qu'il est de 5 millim. souvent à la naissance. Le diamètre transverse de ces mêmes orifices s'accroît également ; ils atteignent chacun 7 et 9 millim.

On voit ainsi qu'à un an, grâce à l'accroissement presque parallèle des deux diamètres des choanes, la forme de ces orifices n'a guère changé ; elle est restée ce qu'elle était à la naissance, presque circulaire.

L'angle palato-basilaire a augmenté ; il oscille entre 25° et 30°.

De 1 an a la fin de la deuxième année. — Les diamètres des choanes augmentent très peu ; c'est l'opinion de Disse ; nous n'avons pas trouvé de faits qui l'infirment. Voici la moyenne des dimensions prises sur 8 crânes entre la naissance et 3 ans :

D. sagittal de la cavité....	0,020 millim.	
D. transverse »	de 0,015	à 0,018 millim.
D. vertical des choanes....	de 0,008	à 0,010 »
D. transverse »	de 0,007 ½	à 0,009 »

L'angle palato-basilaire oscille entre 25° et 30°.

De la troisième année a 8 ans. — A l'âge de 3 ans, la cavité recommence à s'accroître progressivement et suivant ses trois dimensions : l'accroissement du diamètre sagittal est le plus lent, celui du diamètre vertical le plus rapide.

Voici les dimensions à 5 ans :

D. sagittal de la cavité......... ...	0,021 millim.
D. transverse »	0,021 »
D. vertical des choanes............	0,015 »
D. transverse »	0,010 »

L'angle palato-basilaire oscille entre 30° et 35°.

L'accroissement se poursuit suivant les mêmes lois jusqu'à 8 ans, d'après Disse, jusqu'à 12 et 14 ans d'après nous.

A 8 ans.

D. sagittal	0,024 millim.
D. transverse...............	0,023 »
D. vertical des choanes......	0,018 »
D. transverse »	0,011 »

L'angle palato-basilaire descend rarement au-dessous de 35°.

A 14 ANS :

D. sagittal	0,026 millim.
D. transverse...............	0,025 »
D. vertical des choanes	0,020 »
D. transverse »	0,013 »

L'angle palato-basilaire atteint 40°.

Mais au-dessus de 14 ans, il paraît, d'après nos observations, se faire une brusque poussée portant sur tous les diamètres, surtout sur le diamètre vertical des choanes, et donnant au squelette sinon ses dimensions, du moins sa forme définitive.

ENTRE 15 ET 18 ANS (NEUF SUJETS).

D. sagittal de la cavité ......de	0,030 à 0,035 millim.
D. transverse »	0,030 millim.
D. vertical des choanes	0,025 »
D. transverse »	0,015 »

L'angle palato-basilaire a en moyenne de 40° à 65°.

Ces dimensions s'appliquent à l'adulte; mais chez ce dernier il existe des variétés infinies, que nous étudierons dans le chapitre suivant.

DIAMÈTRES CHEZ LA FEMME. — Il existe, sans qu'il y ait lieu de s'en étonner, une infériorité chez la femme dans les dimensions absolues de la cavité naso-pharyngienne.

Nous avons observé, en outre, un caractère essentiel dans la comparaison des diamètres des choanes dans les deux sexes : *le diamètre vertical est relativement moins élevé chez la femme que chez l'homme;* la forme de ces orifices se rapproche donc chez la femme de celle de l'enfant (pl. I, fig. F).

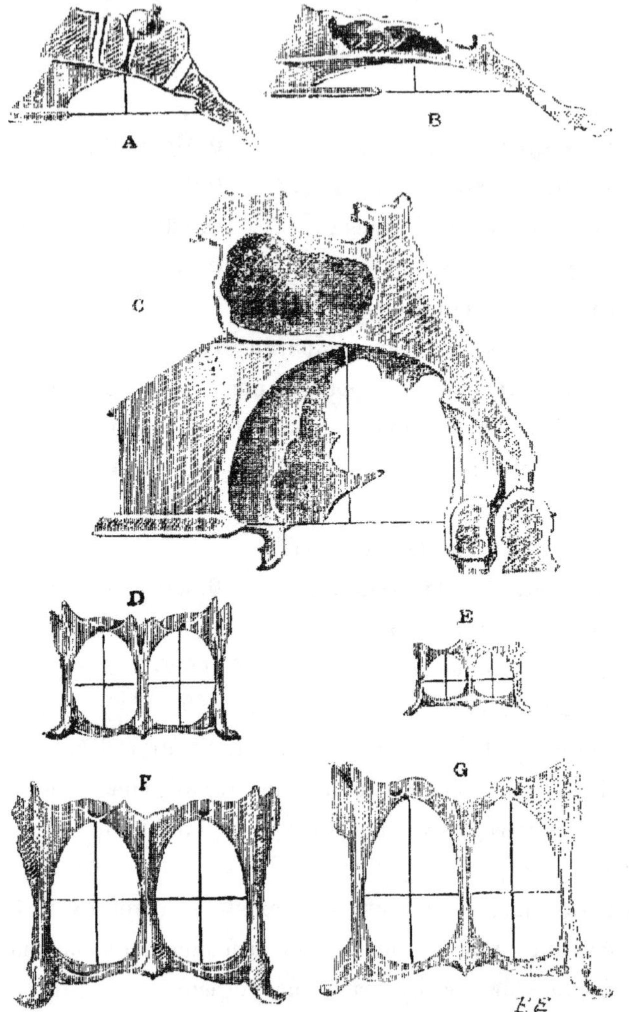

PLANCHE. — A. Squelette naso-pharyngien chez un nouveau-né. On voit sur cette coupe sagittale le canal hypophysaire qui a persisté. — B. Squelette naso-pharyngien chez un chien (coupe sagittale). — C. Squelette naso-pharyngien d'adulte (coupe sagittale). — D. Choanes d'un enfant de 5 ans. — E. Choanes d'un nouveau-né. — F. Choanes d'un adulte (femme). — G. Choanes d'un adulte (homme).

Ces figures, de dimensions exactement naturelles, ont pour but de mettre en relief les dimensions et les rapports des diamètres de la cavité naso-pharyngienne.

L'indice de la lumière des choanes, calculé chez 30 Européens des deux sexes, dont 15 hommes et 15 femmes, choisis parmi les crânes les plus réguliers des galeries d'anthropologie du Muséum, a été 60 pour l'homme et 64 pour la femme.

Parallélisme dans l'accroissement de la cavité naso-pharyngienne et celui des autres segments de l'arbre respiratoire. — La cavité naso-pharyngienne n'étant qu'un segment du canal respiratoire, il y avait lieu de se demander s'il n'y aurait pas quelque analogie entre son mode d'accroissement et celui des fosses nasales, du larynx et de la trachée.

1° Fosses nasales. — L'analogie est complète en ce qui concerne l'accroissement des diamètres verticaux et transversaux : ce que nous avons dit au sujet des choanes, partie commune aux deux cavités, le prouve suffisamment.

Il en est autrement des diamètres sagittaux : en raison des conditions spéciales d'accroissement dont l'os sphéno-basilaire est le siège, le diamètre sagittal de la cavité naso-pharyngienne dépasse jusqu'à la naissance le diamètre homologue des fosses nasales.

A la naissance, ils sont égaux et mesurent, en général, l'un et l'autre, 20 millim.

Après la naissance, le diamètre sagittal naso-pharyngien, restant stationnaire ou à peu près, se voit bientôt dépasser par celui des fosses nasales.

Nous donnerons quelques mensurations :

Deux enfants de 1 an :

D. S. naso-phar. . . . . . . 0,021 millim.

D. S. nasal . . . . 0,020 »

Quatre enfants de 4 à 6 ans :

D. S. naso-phar. . . . . . . de 0,021 à 0,022 millim.

D. S. nasal . . . . » 0,027 à 0,028 »

Un enfant de 12 ans :

D. S. naso-phar. . . . . . . 0,023 millim.

D. S. nasal . . . . 0,030 »

Les diamètres des cavités nasales ont été mesurés en fonction des diamètres de la voûte palatine (diam. palat. transverse maximum, et diam. palat. sagittal pris de l'orifice inférieur du conduit palatin antérieur à l'épine nasale postérieure).

2° Larynx. — Redressons par la pensée l'inflexion céphalique : la plicature naso-pharyngienne se trouve supprimée, l'axe nasal et l'axe naso-pharyngien se continuent avec l'axe laryngo-trachéal et les diamètres des choanes, ramenés dans un plan horizontal, peuvent être superposés et comparés à ceux de la glotte.

La forme et les dimensions des choanes donnent une idée suffisante du calibre de la cavité naso-pharyngienne défléchie ; ceux de la fente glottique, d'autre part, caractérisent suffisamment le larynx pour que nous nous contentions, dans la comparaison des deux segments, de mettre en opposition ces deux détroits du canal respiratoire.

Le diamètre vertical des choanes devient ainsi l'homologue du diamètre sagittal de la glotte et du larynx, et peut, par conséquent, lui être comparé.

Ce rapprochement nous a permis de trouver une analogie dans le mode d'accroissement du larynx et celui de la cavité naso-pharyngienne.

Nous avons constaté, en étudiant l'évolution du squelette naso-pharyngien, que les choanes de l'enfant, et surtout du nouveau né, se distinguaient essentiellement des choanes de l'adulte par l'infériorité du diamètre vertical. Il résulte de nos observations que, chez le nouveau-né, le diamètre vertical est au diamètre transverse, *comprenant les deux orifices*, comme 1 est à 2; chez l'adulte, au contraire, comme 5 est à 6. Or, d'après Béclard, le diamètre transverse du larynx chez le nouveau-né l'emporte sur le diamètre sagittal d'une quantité plus grande que chez l'adulte.

Chez le nouveau-né, le diamètre sagittal est au diamètre transverse comme 3 est à 5; chez l'adulte, comme 4 est à 5. L'écart entre les deux dimensions n'est évidemment pas proportionnel à celui qu'on observe pour les choanes, mais il existe, et sa constatation nous suffit pour admettre l'analogie dans le mode d'accroissement des deux cavités.

Nous avons vu, en outre, que l'accroissement du diamètre vertical des choanes se passait du côté de son extrémité inférieure, partie superposable à la portion antérieure de la glotte, portion vocale, celle précisément qui s'accroît le plus à la puberté, alors que la région postérieure interayténoïdienne a acquis de bonne heure un développement relativement considérable.

Pour cette raison, nous ne pouvons nous empêcher d'établir un rapprochement entre ces deux détroits des voies respiratoires, frappés l'un et l'autre chez l'enfant d'une étroitesse relative, qui facilite leur occlusion et imprime à la pathologie infantile des voies respiratoires supérieures une physionomie spéciale. Nous ne prendrons pour exemple que les troubles graves consécutifs à l'occlusion des choanes par les végétations adénoïdes, et ceux dus à l'occlusion de la glotte par les fausses membranes diphtéritiques.

Nous avons constaté que le diamètre vertical des choanes subissait dans son accroissement une poussée exagérée et presque définitive à la puberté. Cette particularité est encore à rapprocher des modifications qui surviennent du côté des cordes vocales à l'époque de la mue; ici toutefois l'accroissement est plus accéléré, plus subit, et aussi plus considérable, au moins chez l'homme : les cordes s'élèvent en peu de temps de 15 millim. à 25 millim; chez la femme à 18 millim. seulement.

Nous avons fait remarquer ailleurs que si le diamètre vertical des choanes s'élevait de 12 millim. à 25 millim. chez l'homme; il ne s'élevait qu'à 20 millim. seulement chez la femme.

Trachée. — En ce qui concerne ce conduit, nous ferons remarquer seulement que ses premiers anneaux, obligés de conformer leurs variations à celles du larynx et en particulier à celles du cartilage cricoïde, doivent fatalement participer au mode d'évolution général des voies respiratoires supérieures.

Nous n'irons pas plus loin dans la comparaison des divers segments de l'arbre aérien, manquant de recherches personnelles sur ce point.

III. — **Variations chez l'adulte.**

CORRÉLATION ENTRE LA CONFORMATION DE LA CAVITÉ NASO-PHARYNGIENNE ET CELLE DU CRANE.

Recherches anthropologiques : variétés ethniques et variétés individuelles.

Considérée chez l'adulte, la cavité naso-pharyngienne est sujette à d'infinies variétés.

La diversité de formes qu'elle présente tient essentiellement à l'exagération de certains de ses diamètres, dont l'accroissement semble s'être soustrait aux lois de l'évolution normale.

Mais ce caprice dans le développement n'est peut-être qu'apparent ; nous avons pensé qu'il fallait chercher la raison de ces différences morphologiques dans la conformation crânienne, les variations de la cavité naso-pharyngienne pouvant être en harmonie avec des variations analogues dans l'architecture générale du crâne.

Le squelette naso-pharyngien, en effet, n'est pas indépendant ; il emprunte au crâne et à la face ses parties osseuses constitutives ; par sa situation au centre de l'exocrâne, il est géométriquement destiné à subir le contre-coup de toute anomalie évolutive survenant dans les pièces qui l'environnent.

Sur les conseils de notre maître, le professeur Charpy, nous avons entrepris quelques recherches dans ce sens et parcouru à cet effet les galeries d'anthropologie du Muséum et du laboratoire de M. le professeur Hamy.

Nos examens généraux ont porté sur 800 crânes environ et nos mensurations sur 150 pris dans toutes les séries, comprenant les peuples de l'ancien et du nouveau continent.

Indice céphalique et indice basilaire (1). — Nous avons d'abord recherché si le rapport des deux grands diamètres de la voûte naso-pharyngienne était comparable dans tous les cas à celui des deux diamètres homologues du crâne, en un mot s'il existait un parallélisme dans les variations de l'indice crânien et celles de l'indice basilaire.

Il était intéressant de savoir si la voûte du pharynx participait à l'allongement subi par le crâne dans le sens antéro-postérieur chez les dolichocéphales, au raccourcissement d'autre part qui caractérise les brachicéphales.

Nos recherches sur quelques crânes d'amphithéâtre, la plupart mésaticéphales, nous avaient tout d'abord conduit à des résultats fort douteux.

Mais en poursuivant sur des séries considérables, comprenant des crânes de conformation variée, et surtout en opposant des types extrêmes, nous sommes arrivé à des résultats positifs.

(1) Nous rappelons que l'indice céphalique est le rapport centésimal du diamètre transversal maximum au diamètre antéro-postérieur maximum ; il s'obtient en multipliant par 100 le nombre qui exprime le premier et en le divisant ensuite par celui qui exprime le second.

Les conclusions de nos observations sur ce premier point peuvent se résumer ainsi :

1° *Il y a une corrélation entre la conformation squelettique de la cavité naso-pharyngienne et celle du crâne ;*

2° *Aux variations de l'indice céphalique correspondent des variations dans le même sens de l'indice basilaire ;*

3° *Ces variations ne sont pas rigoureusement proportionnelles.*

La loi contenue dans ces propositions souffre-t-elle des exceptions ?

Oui, et nombreuses, si elles sont prises à la lettre ; elles seraient dues aux variations irrégulières du diamètre transverse de l'apophyse basilaire, surtout à son étroitesse observée chez quelques brachycéphales ; mais cette dernière est consécutive généralement à une largeur exagérée des gouttières pétro-basilaires.

La corrélation entre la conformation de la voûte et celle du crâne ne souffre plus d'exception et peut être considérée comme constante, si, au lieu de faire porter la comparaison sur les diamètres transverses basilaires, on l'établit par les diamètres bi-tubaires, diamètres qui réunissent les deux orifices exocrâniens des trompes osseuses et expriment non plus le développement transversal de l'apophyse basilaire seule, mais aussi celui des pyramides pétreuses que nous avons rattachées à la voûte naso-pharyngienne. Ces surfaces accessoires sont, en effet, elles aussi, sujettes à des variations constamment en harmonie avec celles du crâne.

De plus, les deux axes prolongés des pyramides pétreuses

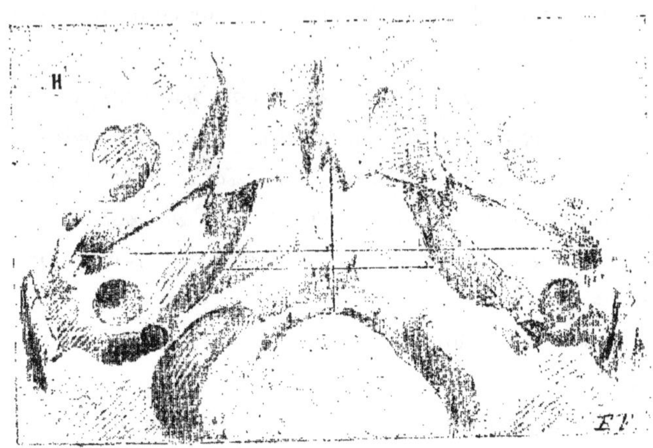

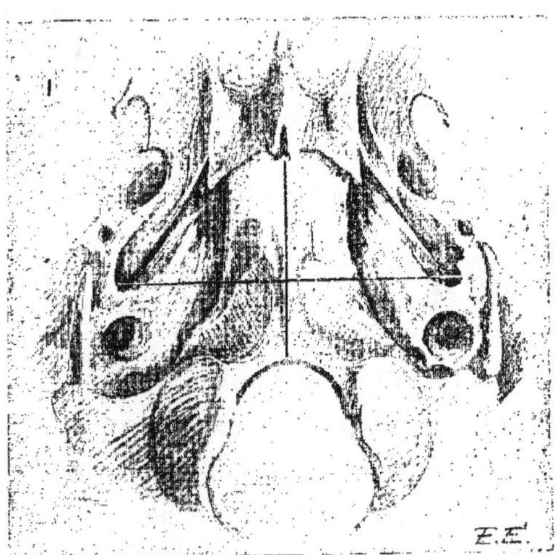

PLANCHE II. — Ces figures ont pour but de mettre en relief les rapports des diamètres de la voûte du pharynx. — (D. sagittal et D. transverse de l'apophyse basilaire; D. bi-tubaire).

H. Australien brachycéphale. — I. Sarde dolichocéphale.

forment un angle ouvert en arrière : cet angle est droit chez les mésaticéphales, obtus chez les brachycéphales, aigu chez les dolichocéphales.

Dans tous les cas, le diamètre bi-tubaire est accru chez les brachycéphales, diminué chez les dolichocéphales (pl. II, fig. II et I).

Brachycéphales. — Nous avons surtout observé la corrélation des formes chez certains peuples brachycéphales : *Lapons, Moscovites, Slaves, Cosaques, Bavarois, Souabes, Moraves, Suisses de Zurich, Florentins, Alsaciens, Lorrains, Normands, Bretons, Auvergnats.*

Chez les *Maronites*, la corrélation était absolument parfaite. Il en était de même chez les *Péruviens anciens d'Ancon*, très intéressants à ce point de vue, ainsi que sur des crânes provenant des *Philippines*, chez lesquels la brachycéphalie est très prononcée.

La surface basilaire la plus remarquable que nous ayons observée, et qui peut être considérée comme type extrême, était celle d'un *Australien du Nord*, dont le diamètre sagittal était 20 et le diamètre transverse 30, ce qui donne comme indice basilaire 150, l'indice céphalique étant 83,52 et l'indice palatin 100 (pl. II, fig. H).

Mésaticéphales. — Chez les mésaticéphales, *Parisiens, Champenois, Bourguignons, Grecs, Turcs, Égyptiens, Japonais,* l'indice céphalique variant entre 77,77 et 79,99, l'indice basilaire atteignait 64,28.

Dolichocéphales. — Les dolicocéphales, *Anglo-Scandinaves, Français divers, Sardes,* qui ont un indice céphalique au-dessous de 75, présentent un indice basilaire qui ne descend guère au-dessous de 62,96. Chez le plus exagéré qui nous ayons trouvé, l'apophyse basilaire avait pour diamètre sagittal 27 et pour diamètre transverse 17 (pl. II, fig. I).

Il existe des types dolichocéphales qut échappent à la loi; mais l'anomalie n'est pas inexplicable. Ce sont ceux chez lesquels la dolichocéphalie, loin d'atteindre uniformément toutes les régions de la boîte crânienne, se cantonne presque exclusivement sur un segment du diamètre antéro-postérieur maximum et crée une *déformation*, telle que la *déformation toulousaine* et celle analogue des *Péruviens Aymaras*.

Ici, la dolichocéphalie atteignant surtout le crâne postérieur, en arrière de l'apophyse basilaire, on s'explique comment cette apophyse n'a pas participé à la déformation. C'est sans doute pour ces raisons que dans la déformation toulousaine, caractérisée cependant par une extrême dolichocéphalie, l'indice basilaire est le même que chez les mésaticéphales.

Chez les Péruviens Aymaras, dont la déformation est analogue, l'anomalie est encore plus exagérée : chez eux en effet, l'indice basilaire est aussi fort que chez les brachycéphales.

Dégénérés inférieurs. — Les mêmes remarques s'appliquent aux crânes des dégénérés (*Macrocéphalie*, *Mircocéphalie*, *Hydrocéphalie*, *Scaphocéphalie*, *Asymétries diverses*). L'absence de corrélation nous semble même devoir être considérée comme un stigmate physique de dégénérescence.

Anthropoïdes. — Chez les singes qui se rapprochent le plus de l'espèce humaine, le *Gorille*, *l'Orang*, le *Chimpanzé*, la surface basilaire

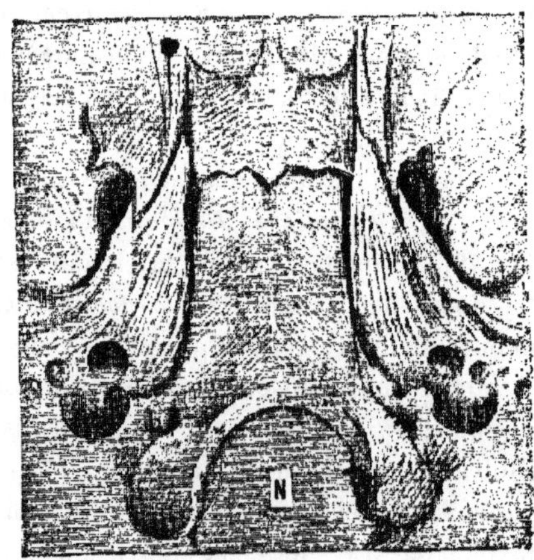

N. Voûte du pharynx chez un Orang de Bornéo.

est allongée à l'excès : une des plus remarquables que nous ayons observées au Muséum d'anatomie comparée avait : pour diamètre sagittal, 54 millim., et pour diamètre transverse, 25 millim. ; soit, comme indice basilaire, 46,48, chiffre très inférieur, comme on voit, à l'indice basilaire de l'homme le plus dolichocéphale : 62,96 (fig. N).

Corrélation entre la conformation de la cavité naso-pharyngienne et celle de la voute palatine. — Nous avons déjà fait ressortir le parallélisme qui existait dans l'évolution de la cavité naso-pharyngienne et celle des fosses nasales; mesurant les diamètres horizontaux de ces dernières en fonction de ceux de la voûte palatine, nous avons, par suite, démontré les relations évolutives de cette voûte avec la cavité naso-pharyngienne.

Nous pouvons formuler ainsi les conclusions de nos recherches chez l'adulte :

1° *Il y a une corrélation entre la conformation squelettique de la voûte naso-pharyngienne et celle de la voûte palatine;*

2° *Aux variations de l'indice palatin correspondent des variations dans le même sens de l'indice basilaire ;*

3° *Ces variations ne sont pas rigoureusement proportionnelles.*

Il existe des exceptions, dont la cause réside surtout dans la différence des diamètres sagittaux.

Il en est d'autres qui trouvent leur raison dans les variations des gouttières pétro basilaires, dont la largeur exagérée rétrécit d'autant le diamètre transverse de l'apophyse basilaire.

Les exceptions à la loi contenue dans la première proposition deviennent rares, si on substitue au diamètre basilaire transverse le *diamètre bi-tubaire;* elles disparaissent si, au lieu d'évaluer la largeur de la cavité naso-pharyngienne par celle de la voûte, on l'évalue par celle de la cavité; en effet :

Le diamètre bi-ptérygoïdien est rigoureusement proportionnel au diamètre transverse de la voûte palatine.

Dans nos comparaisons, nous avons éliminé, bien entendu, les déformations pathologiques (dégénérescence héréditaire, dégénérescence acquise, déformations faciales dues aux végétations adénoïdes, etc.).

Corrélation entre l'inclinaison du bord postérieur du vomer et l'angle facial. — Nos recherches sur ce point se résument ainsi :

L'inclinaison du bord postérieur du vomer suit à peu près les variations de l'angle facial.

Il est très incliné chez les animaux, même chez les singes. Sa faible inclinaison est, au contraire, un caractère de l'espèce humaine.

Presque vertical quand l'angle facial est très ouvert, il est très oblique dans le cas contraire. Dans ce dernier cas, il forme un éperon qui se prolonge parfois très loin sur la voûte, allonge par suite le trajet choanal et exagère l'obliquité de son ouverture dans le pharynx.

(Nous avons surtout observé cette dernière disposition sur les crânes anciens des Péruviens Aymaras.)

Inclinaison de la surface sphéno-basilaire. angle palato-basilaire. — Nous avons déjà vu que l'angle palato-basilaire, formé par l'inclinaison de la surface basilaire sur le plan prolongé de la voûte palatine, très faible chez le fœtus, pouvait n'avoir que 20° chez le nouveau-né ; nous avons suivi ses variations dans l'évolution et montré sa progression jusqu'à l'âge adulte. Il oscille chez l'adulte entre 30° et 70°.

Il paraît y avoir une corrélation entre son ouverture et celle de l'angle facial ; toutefois, elle est loin d'être constante.

De plus, il est généralement plus grand chez les brachycéphales que chez les mésaticéphales ; mais chez les dolichocéphales, il n'est guère plus petit que chez ces derniers.

Voici quelques résultats pris sur des crânes à conformation caractéristique.

Russes (brach.)........................	de 60° à 70°.
Égyptiens et Kabyles (mésat.)...........	de 60° à 70°.
Chinois (brach. ou mésat.)...............	de 60° à 65°.
Parisiens (mésat.)......................	de 35° à 50°.
Toulousains (doli.)......................	de 35° à 50°.
Péruviens Aymaras (doli.)...............	60°.
Péruviens d'Ancon (doli.)...............	30°.

On peut voir que, dans les deux dernières séries, le rapport de l'angle palato-basilaire avec la conformation du crâne se trouve complètement renversé.

Tubercule pharyngien. — Nous ne nous attarderons pas sur les variations du tubercule pharyngien, qui nous ont paru assez faibles. Il peut être considéré comme constant, bien que réduit sur quelques sujets à une fine arête courte de 3 millim. et saillante de 1 millim.

Sa hauteur atteint en moyenne 2 millim., quelquefois 3 millim., rarement plus.

Chez les Anthropoïdes, il est représenté par une crête linéaire, très allongée ; parfois même, il n'existe pas, et la surface basilaire est absolument plate et lisse (fig. N).

Fossette naviculaire. — Plus intéressantes sont nos recherches sur la fossette naviculaire, et surtout sur la fossette pharyngienne.

Chez les Européens, nous avons rarement trouvé la région qui correspond au versant antérieur du tubercule pharyngien absolument plane ; elle est presque constamment creusée d'une dépression légère, limitée à droite et à gauche par les bords souvent saillants des surfaces d'insertion des muscles grands droits antérieurs. Sa profondeur varie de 1 à 3 millim. Son fond est irrégulier, accidenté d'orifices nourriciers très petits.

Pœlchen lui donne le nom de *fossette naviculaire ;* il y a lieu de le lui conserver.

Fossette pharyngienne. — Mais quelquefois on trouve, au centre de la dépression précédente, une excavation profonde, à bords nets, bien circonscrite, ovale ou circulaire : c'est la *fossette pharyngienne* (fig. L).

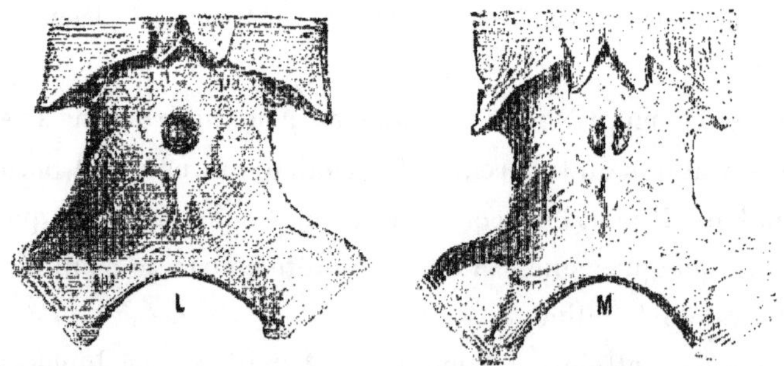

L. Fossette pharyngienne observée sur un crâne de Madagascar, pouvant servir de type. — M. Fossette pharyngienne divisée par une cloison médiane, observée sur un crâne provenant du cimetière de la Trinité.

Ses dimensions sont variables ; elle peut contenir dans sa

cavité un grain de plomb, un pois, un noyau de cerise ; sur un crâne provenant des cavernes de Madagascar, que nous avons observé au laboratoire de M. Hamy, elle aurait pu contenir un noyau d'olive. Romiti prétend l'avoir observée une fois sur cent; Tortual avait déjà remarqué son exagération chez un Cafre et un Boschiman ; quant à nous, nous avons constaté que la race avait une influence sur sa fréquence.

Elle est extrêmement fréquente dans la race nègre et particulièrement chez les peuples les plus rapprochés du pôle sud, bien moins fréquente dans la race jaune, moins encore dans la race blanche ; elle paraît extrêmement rare dans la race rouge.

Sa fréquence est à signaler, ainsi que ses dimensions exagérées, chez les peuples de Madagascar et du sud de l'Afrique : Cafres, Hottentots ; nous avons trouvé une fossette très caractéristique sur l'apophyse basilaire de la célèbre Sarah Bartgé, la Vénus Hottentote. Nous l'avons observée chez ces peuples dans presque la moitié des cas.

Chez des Américains du Sud (Terre de Feu), nous l'avons rencontrée dans un tiers des cas.

Mêmes observations chez les Australiens en général.

Chez les Égyptiens, elle est très fréquente, mais réduite à une très petite fossette elliptique.

Un crâne de Cochinchinois, le seul que nous ayons observé, en présentait une énorme de 8 millim. de diamètre, sur 8 millim. de profondeur.

Elle est rare chez les Chinois.

On l'observe rarement chez les Européens en général, et en particulier chez les Parisiens, les Normands, les Bretons, les Toulousains.

Elle n'est pas rare, au contraire, chez les Auvergnats.

Elle est fréquente chez les dégénérés et les criminels.

Chez les Primates, Orang, Chimpanzé, la surface basilaire est presque plane, non seulement sans fossette pharyngienne, mais aussi sans fossette naviculaire ; celle-ci cependant peut être remplacée par une légère gouttière, comprise entre les insertions des deux grands droits antérieurs (fig. N).

Une fois, nous avions cru voir chez un Gorille une petite fossette pharyngienne dans le tiers antérieur de la surface basilaire ; mais il s'agissait d'un trou nourricier.

Romiti l'a vue chez le phoque remplacée par un canal complet, traversant de part en part l'os basilaire.

Cette absence de fossette pharyngienne chez les Anthropoïdes et chez la plupart des animaux suffit pour nous empêcher de voir dans sa manifestation une anomalie reversive. Nous reviendrons plus loin sur son rôle.

DEUXIÈME PARTIE

TRANSFORMATIONS ANATOMIQUES DES PARTIES MOLLES

IV. — Configuration et dimensions de la cavité naso-pharyngienne à l'état physiologique.

Revêtue de ses parties molles, la cavité naso-pharyngienne est considérablement modifiée dans sa forme et réduite dans ses dimensions. Les variétés à l'état physiologique sont plus nombreuses encore que sur le squelette : elles augmentent surtout avec l'âge.

En dehors des différences qui relèvent de la conformation du squelette, il en est d'autres qui sont sous la dépendance des variations évolutives subies par :

1° Le pavillon de la trompe ;

2° La fossette de Rosenmüller ;

3° L'amygdale pharyngienne.

Pavillon de la trompe. — Nouveau-né et enfant. — Comme le fait remarquer M. Poirier, le pavillon chez le nouveau-né a une forme elliptique, dirigé obliquement comme le voile du palais. Il est inférieur au plan de la voûte, ce qui paraît tenir à la position encore élevée, à cet âge, de la voûte palatine, bien plus qu'à l'abaissement réel du pavillon.

Son diamètre vertical a 1 millim., l'horizontal 3 ou 4 millim.

Conformément aux lois qui régissent l'évolution de la cavité tout entière, l'accroissement de ses diamètres portera surtout sur le vertical.

Adulte. — Chez l'adulte, les dimensions moyennes du pavillon sont :

Diamètre vertical..... 0,005 à 0,006 millim.
» horizontal... 0,006 à 0,007 »

Il est circulaire ou elliptique, plus souvent triangulaire. Trois plis mettent ses bords en relief; ce sont :

1° Le pli salpingo-pharyngien;

2° Le pli salpingo-palatin;

3° Le pli salpingo-nasal. (Voir fig. II, p. 48.)

Le tendon inférieur du péristaphylin interne, en passant sous sa base, forme un bourrelet dessiné par la muqueuse.

Les réflexions émises par M. Poirier au sujet de sa situation sur la paroi latérale sont absolument exactes. Nos recherches concordent avec ses conclusions, résumées dans la formule suivante :

« *Le pavillon est situé à un petit centimètre en arrière du cornet inférieur, sur le prolongement de la ligne d'insertion de ce cornet et à un petit centimètre au-dessus du voile du palais.* »

Nous ne croyons pas utile de revenir sur la distance qui sépare le pavillon soit de l'épine nasale, soit du bord postérieur des narines; le diamètre sagittal de la voûte palatine est si variable que toute moyenne tendant à l'exprimer serait illusoire. Il est d'ailleurs si facile, avec la sonde engagée jusqu'à la paroi postérieure, puis ramenée contre le bord postérieur de la voûte palatine, de mesurer à la fois le diamètre sagittal de la cavité naso-pharyngienne et celui de la cavité nasale !

Ce procédé clinique est infaillible ; il nous met à l'abri de toutes les erreurs auxquelles nous exposerait l'utilisation d'un chiffre moyen, inexact dans la majorité des cas.

Fossettes de Rosenmüller. — Ces fossettes sont soumises elles aussi à des variations évolutives dont l'influence s'exerce sur la configuration générale de la cavité aux divers âges.

Pour comprendre ses transformations, quelques détails préliminaires sont nécessaires.

Quand on dissèque la paroi latérale du cavum, on reconnaît à sa partie postérieure un triangle musculaire dont la base répond au bord supérieur concave du ptérygo-pharyngien de Santorini, le côté antérieur oblique au bord postéro-inférieur du péristaphylin interne, et le côté postérieur à la face antérieure du grand droit antérieur ; le sommet se perd dans la voûte.

A travers ce trigone, la muqueuse s'évagine pour former le recessus de Rosenmüller. Sur toute la surface externe du cul-de-sac, la celluleuse se condense et s'enrichit de faisceaux fibreux, formant un entonnoir ligamenteux, dont la cavité emboîte le recessus, et dont le sommet se fixe au rocher, en dedans de l'insertion tubaire et de celle du péristaphylin interne, en avant de l'orifice exocrânien du canal carotidien.

Chez le fœtus et le nouveau-né, la fossette n'existe pour ainsi dire pas.

Chez l'enfant, elle est peu profonde, à limites indécises.

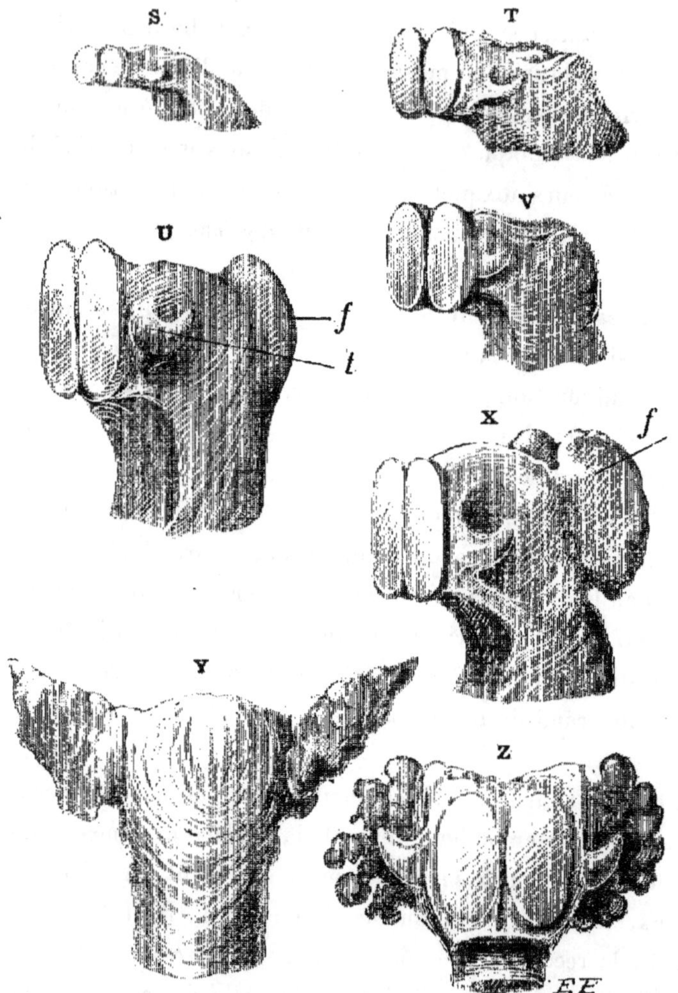

PLANCHE III. — S. Moulage de la cavité chez un nouveau-né (profil). — T. Moulage chez un enfant de 5 ans (profil). — V. Moulage chez un enfant de 10 ans (profil). — U, X. Moulages chez un adulte (profil). — Y. Moulage chez un adulte (face postérieure). — Z. Moulage chez un adulte (face antérieure). — *f*. Fossette de Rosenmüller.

Chez l'adulte, elle est réellement bien constituée.

La fixation de la muqueuse au rocher par les faisceaux fibreux que nous venons de décrire, fait comprendre la formation des recessus.

Ils paraissent résulter de l'entraînement des angles de la muqueuse dans l'accroissement transversal de la base du crâne, à laquelle ils se trouvent intimement fixés.

La longueur et la densité du ligament, les variations hypertrophiques ou atrophiques du triangle musculaire tiennent sous leur dépendance la conformation de la fossette de Rosenmüller.

Dans une étude fort détaillée, Kostanecki a étudié ses variétés; nous conseillons la lecture de son mémoire enrichi de planches extrêmement intéressantes.

Voici les formes principales qu'affecte la fossette.

1° Elle est réduite comme chez l'enfant à une simple gouttière (pl. III, fig. U, *f*).

2° Elle forme une vraie fossette, bien circonscrite, parfois transformée en saccule, et dont le bord inférieur tranchant paraît soulevé par les premières fibres du constricteur supérieur (pl. III, fig. X, *f*, et p. 48, fig. II).

3° Le recessus, extrêmement profond, laisse pénétrer une sonde qui s'enfonce de 2 centim. et vient frapper la face inférieure du rocher. S'observe surtout chez le vieillard (pl. III, fig. Y).

4° Elle est divisée en deux fossettes secondaires par une bride muqueuse : l'une supérieure, horizontale, *Sinus faucium superior*, superposée au pavillon ; l'autre verticale, *Sinus fau-*

cium inferior, postérieure au pavillon (Kostanecki) (p. 48, fig. I).

5° La fossette est cloisonnée par des brides fibreuses, et

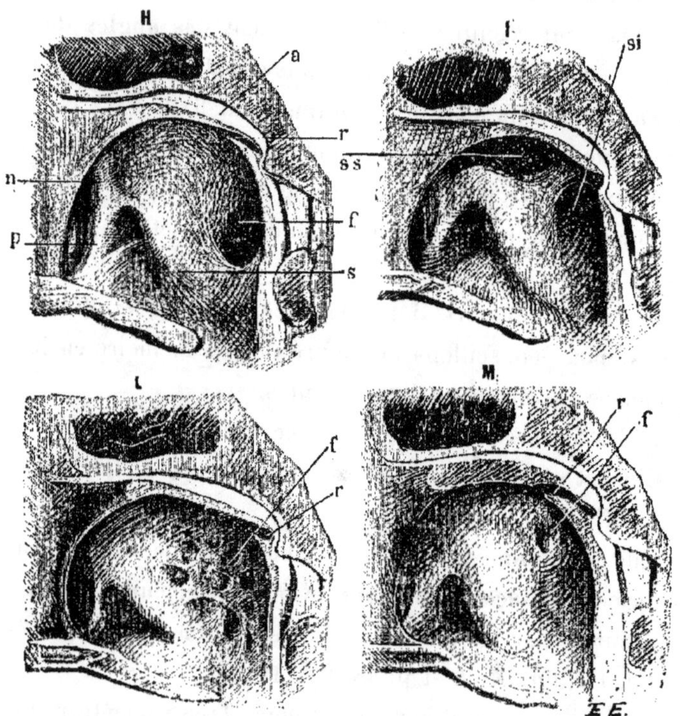

Ces figures représentent quatre variétés de fossettes de Rosenmüller sur la coupe sagittale du pharynx.

H. Fossette de Rosenmüller limitée en bas par une bride semi-lunaire. — I. Fossette séparée en deux parties par un pont formé par la muqueuse — L. Transformation caverneuse de la fossette. — M. Fossette ne communiquant avec la cavité que par un petit orifice.

a. Périoste basilaire. — *r*. Recessus median. — *f*. Fossette de Rosenmüller. — *ss*. Sinus faucium superior. — *si*. Sinus faucium inferior. — *s*. Pli salpingo-pharyngien. — *n*. Pli salpingo-nasal. — *p*. Pli salpingo-palatin.

offre un aspect caverneux comparable aux auricules du cœur. Il s'agit là probablement d'un processus sénile atrophique comparable à la transformation cellulaire de la muqueuse vésicale, ou peut-être encore à un reliquat de catarrhe ancien. Nous ne l'avons observé que chez des vieillards (pl. III, fig. Z, et p. 48, fig. L).

6° L'orifice de la fossette peut être rétréci, jusqu'à 2 millim. de diamètre, au point de passer inaperçu. Dans ce cas, le recessus latéral forme un sac, une véritable bourse comparable à la bourse pharyngienne (p. 48, fig. M).

Dimensions de la cavité recouverte des parties molles. — Nous avons pratiqué des moulages à la parafine et à l'albâtre ; nous avons dessiné (pl. III) les principaux types seulement ; il serait impossible d'en obtenir deux de semblables sur vingt environ. Ils permettent de se faire une idée de la réduction considérable et surtout inégale des diamètres par les parties molles.

1° Chez le nouveau-né, les diamètres sont seulement réduits de 2 à 3 millim.

2° Jusqu'à 12 ans, la réduction des diamètres horizontaux peut atteindre 5 millim. *Quand le diamètre vertical de la cavité devient inférieur au diamètre homologue des choanes, l'amygdale pharyngienne doit être hypertrophiée.*

3° Chez l'adulte :

Le diamètre vertical n'est réduit que de 2 à 3 millim., à cause de l'atrophie de l'amygdale pharyngienne.

Le diamètre bi-ptérygoïdien est réduit aussi de 2 à 3 millim.

Sa mensuration ne saurait suffire à donner une idée de la largeur de la cavité ; il faut aussi tenir compte du *diamètre minimum*, mesuré d'un bourrelet tubaire à l'autre et qui oscille entre 10 et 25 millim.

Le *diamètre maximum*, mesuré du fond d'une fossette de Rosenmüller à l'autre, s'obtient en ajoutant au diamètre bi-ptérygoïdien la profondeur doublée des fossettes. Nous l'avons vu atteindre 52 millim. Les diamètres transversaux atteignent leur minimum au moment de la contraction du constricteur supérieur.

Enfin la réduction du diamètre sagittal peut être considérée comme très variable, entre 5 et 10 millim. Elle augmente pendant la contraction des muscles droits antérieurs de la tête.

Nous avons pu nous convaincre par nos dissections que les variations des parties molles étaient surtout dues à des modifications hypertrophiques ou atrophiques, de nature pathologique, portant sur la muqueuse et les muscles constricteurs.

Pour terminer ce chapitre, nous ajouterons que dans les mouvements d'extension de la tête, mouvements se passant dans l'articulation occipito-atloïdienne, si la voûte tend à se redresser et à devenir verticale, ses rapports avec les autres parois de la cavité changent peu.

Seule la saillie formée en avant de l'axe de rotation par l'arc antérieur de l'atlas s'exagère et devient sensible au toucher, et surtout visible pour un œil exercé à la rhinoscopie postérieure.

V. — Amygdale et bourse pharyngiennes.

Historique. — L'amygdale pharyngienne a été découverte par Santorini en 1724. Voici sa description :

« Densa crassaque membrana obtegitur pars basilaris pharyngis, plurimis cumulata glandulis........................ .... hanc in leves cavitates, quodam velut ordine compositas, aliquando discretam offendi, aliquando in inordinatos loculos diductam, aliquando sic cavernosam reperi, quæ conspicuis osculis ac profundioribus similis prope modum tonsillas œmularetur. »

Haller, en 1764, signale les amygdales tubaires; et Mayer, de Bonn, en 1842, fait mention, le premier, de la bourse pharyngienne.

On voit ensuite : Caspar Theobold Fourheal (1846), puis Arnold (1847) et Tortual (1848), faire des recherches sur ces divers points.

Enfin, en 1853, Lacauchie donne une étude précise de l'amygdale pharyngienne.

Lorain, puis Robin (1855) tentent une description de la muqueuse pharyngienne, et Schmidt (1863) fait quelques recherches d'anatomie comparée.

La description donnée par Kölliker et Luschka (1868-1869) est restée classique jusqu'au jour où les chirurgiens ont appris à connaître et à traiter l'hypertrophie de la troisième amygdale ; mais plus tard, l'observation clinique aidant, on crut reconnaître que l'épaisseur accordée par Luschka à l'amygdale pharyngienne était exagérée et que la glande telle qu'il l'avait décrite était une glande hypertrophiée : le reproche n'était pas sans fondement.

Il suffit, pour s'en convaincre, de consulter l'une des figures de son mémoire (fig. 2, reproduite dans le *Journal d'anat. et phys.*, 1869).

On y voit, représenté de profil, un long processus amygdalien, pendu à la voûte et atteignant l'arc antérieur de l'atlas ; il s'agit là évidemment de végétations adénoïdes. La description de Luschka est toutefois restée classique : son nom est resté attaché à l'amygdale et à la bourse.

Le développement, la nature et le rôle physiologique de la bourse pharyngienne suscitent aussi des recherches de la part de Julin (1851), Sessel (1877), Dursy (1869), Ratke, Dohrn (1875), Kölliker, Fraenkel, Froriep, qui discutent sur ses connexions avec le canal hypophysaire.

Gangofner, dans une étude fort intéressante (1875-1878) démontre que la bourse n'est qu'un *recessus médian*, homonyme des fossettes de Rosenmüller, recessus latéraux. Ce même auteur insiste en outre plus que ses devanciers sur l'évolution et la régression de l'amygdale.

Gerlach (1875) attache définitivement son nom à l'amygdale tubaire qu'il décrit avec soin.

Elle est étudiée de nouveau par Teutleben en 1877.

Henle, Hyrtl, Gegenbaur font rentrer la troisième amygdale dans le domaine classique.

Bickel (1884) donne un historique très détaillé de la question dans un mémoire sur le tissu adénoïde de la gorge ; les résultats des 24 autopsies qu'il publie sont malheureusement trop incomplets au point de vue qui nous intéresse.

C'est en 1885 que Tornwald, dans son travail sur le catarrhe de la bourse pharyngienne, montra cette bourse comme un organe normal et en fit le siège de l'affection connue depuis sous le nom d'*angine* de Tornwald.

Trœltch, puis Keimer (1886) se montrent du même avis, quand paraît, en France, une Revue de M. Tissier sur la bourse pharyngienne et la maladie de Tornwald : c'est un exposé complet de la question à cette époque, qui nous a été d'un utile secours dans ce travail ; l'auteur accepte les conclusions de Gangofner.

A citer en 1887 : les études de Megevand, Enjabran, Morgan, Stieda.

Schwabach reprend, la même année, les recherches de Gangofner ; il admet le recessus médian, mais le croit de nature pathologique.

Il affirme que le recessus est sans relation avec le canal hypophysaire.

Bloch, de Fribourg (1888), émet des opinions analogues. Suchaneck écrit encore sur le sujet. Il démontre pour la première fois l'indépendance absolue du canal hypophysaire et de la bourse, citant à l'appui le cas d'un enfant de 4 ans chez lequel il a observé la persistance de ce canal, très distinct sur a coupe du recessus placé loin derrière lui.

Killian fait paraître bientôt après dans les *Archives de*

Virchow, une étude très importante où se trouvent traités avec grands détails le développement et l'anatomie comparée de l'amygdale et de la bourse. Nous avons puisé dans ce long article de précieux documents, et consulté avec beaucoup d'intérêt les figures et les planches très belles qu'il contient. Nous reviendrons plus loin sur ce travail.

L'existence anatomique de la bourse pharyngienne venait d'être contestée par Max Schäffer, de Brême, et par Raugé, de Nice, quand M. Gellé présenta à la Société française d'otologie une pièce offrant un exemple typique de bourse pharyngienne.

La communication suscita une intéressante discussion, à laquelle prirent part successivement MM. Ruault, Chatellier, Baratoux et Moure.

Les opinions émises par les laryngologistes français en cette circonstance n'ont guère différé que par des points de détail.

Les observations présentées par M. Ruault sont particulièrement intéressantes ; elles résument encore l'état actuel de la question, et nous pouvons ajouter que nos recherches personnelles les confirment rigoureusement.

Mais tout n'est pas encore dit :

En 1890, Pœlchen, de Kœnigsberg, affirme l'existence normale de la bourse, tout en reconnaissant son inconstance, et insiste particulièrement sur la fossette naviculaire et la fossette pharyngienne. Son travail est enrichi de figures instructives qu'on pourra consulter avec fruit.

Haféman (1891) prétend avoir trouvé la bourse *58 fois sur*

60 sujets! Il insiste aussi sur l'importance du recessus osseux dont parle Pœlchen et invente même une curette spéciale pour la toilette du recessus.

Rutten, observant la bourse chez un jeune homme atteint de division du voile, se croit autorisé à la considérer comme un produit pathologique, un kyste glandulaire, parce qu'elle n'est pas sur la ligne médiane.

A cette liste nombreuse de travaux, nous devons enfin ajouter un article intéressant sur le tissu adénoïde du pharynx et du naso-pharynx, de John Dunn de Richmond (1892), que l'auteur a eu la complaisance de nous communiquer.

Tel est, résumé à grand traits, l'historique de la troisième amygdale et de la bourse pharyngienne. Le cadre de cette étude nous a obligé à abréger nos citations et à ne pas nous attarder dans la discussion des diverses opinions émises sur cette question.

Nous avons pensé que la façon la plus profitable de résumer les résultats positifs qui se dégagent de tous ces travaux serait de présenter une description générale, basée sur les conclusions des auteurs et appuyée par nos recherches personnelles.

La diversité des opinions, à l'heure actuelle tout au moins, n'est peut-être pas si grande. Analysant attentivement les travaux, nous avons pu nous convaincre qu'elle était plus apparente que réelle, et espérer la conciliation prochaine des théories.

VI. — Évolution normale de l'amygdale pharyngienne. — Recessus médian.

Au lieu de porter d'emblée notre étude sur un pharynx d'enfant ou d'adulte, nous allons suivre pas à pas l'évolution et la régression de la troisième amygdale, et nous allons décrire ses transformations anatomiques, depuis sa première apparition chez le fœtus jusqu'à ses transformations ultimes chez le vieillard. Ce mode de description nous paraît convenir à cet organe d'existence éphémère, intéressant surtout par les métamorphoses qu'il subit.

La difficulté de cette étude dans l'espèce humaine réside dans l'impossibilité presque absolue pour l'anatomiste de porter ses recherches sur des pharynx exactement normaux, exempts de tout passé pathologique. Les phases normales que doit parcourir cet organe sont, en effet, trop souvent traversées par des épisodes pathologiques qui troublent son évolution, compromettent son développement ou sa régression.

Par un examen attentif des pièces anatomiques, et par quelques recherches histologiques, nous avons essayé de nous mettre à l'abri des erreurs possibles.

Nos quarante-deux observations ont été faites dans les salles d'autopsies des hôpitaux et des asiles de la Seine, ce qui nous a permis de tenir compte des influences causées par la dernière maladie et, dans quelques cas, de faire une enquête auprès des familles sur les antécédents rhinopathiques des sujets.

Dans nos appréciations, nous avons tenu compte des enseignements de la clinique et tiré parti de nombreux examens rhinoscopiques (avec ou sans releveur), pratiqués depuis deux ans à la clinique de nos maîtres, les Drs Martin et Lubet-Barbon.

Phase progressive. — Embryon. — Sur un embryon de 0,03 centim. se voit déjà, à la partie postérieure de la surface qui doit former la voûte, une invagination punctiforme de la muqueuse, première trace du recessus médian (Schwabach).

Chez un embryon de 0,07 centim., cette invagination s'accuse et forme une dépression linéaire en forme de fente, qui devient une véritable fossette chez un embryon de 0,08 centim.

Un embryon de 0,09 centim. possède déjà deux plis latéraux convergeant vers l'extrémité postérieure de la fossette médiane (voir les figures du mémoire de Schwabach).

Puis les plis s'allongent, s'approfondissent, se multiplient. Ils sont au nombre de quatre ou cinq chez les embryons de 20 à 24 centim.; occupant l'aire d'un demi-cercle, il dessinent une petite aigrette sur le tiers postérieur de la voûte. Sur un fœtus de 7 mois et demi et sur un de 8 mois (obs. II et III), nous avons bien vu ces dispositions. (Voir : *Anat.* de Merkel, et nos figures O.P.Q.)

Nouveau-né. — A la fin de la vie embryonnaire et chez le nouveau-né, on voit la saillie des plis muqueux s'affirmer et les sillons s'approfondir.

Les sillons latéraux, plus profonds à leur extrémité postérieure, convergent tous en ce point pour former le *confluent des sillons*, qui n'est en somme que le *recessus pharyngien médian*. Il repose sur la fossette naviculaire, adhérant soli-

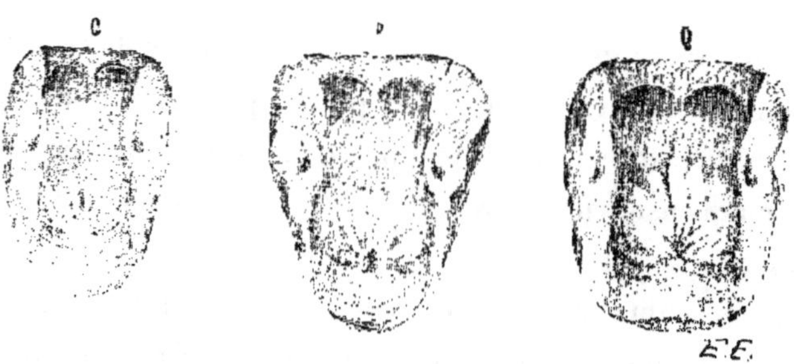

O. Fœtus de 7 mois et demi. — P. Fœtus de 8 mois. — Q. Nouveau-né à terme.

dement au périoste par sa face profonde ; il doit reposer aussi sur le fond de la fossette pharyngienne quand elle existe. Il ne mérite pas encore, à notre avis, le nom de *bourse pharyngienne* qui lui conviendra plus tard, seulement après de nouvelles transformations évolutives (fig. Q).

Telle est la conformation de l'amygdale pharyngienne à la naissance ; avant d'aller plus loin dans son étude, arrêtons-nous un instant sur l'origine si controversée du recessus médian.

Origine embryonnaire du recessus médian. — Suchannek, Schwabach et Killian paraissent avoir définitivement élucidé la question.

D'après ces deux auteurs, le lobe épithélial de l'hypophyse se développe bien, comme l'ont admis Ratke et Luschka, aux dépens d'un bourgeon pharyngien ; mais, comme le prouvent les figures 6, 19, 22, 23 du mémoire de Killian, le canal pharyngo-hypophysaire est absolument distinct du recessus pharyngien médian. Sur les coupes du même auteur, on voit les deux invaginations absolument distinctes.

Tandis que le canal pharyngo-hypophysaire est très antérieur dans la région sphénoïdale, traversant le tissu spongieux où doit se développer ultérieurement le sinus sphénoïdal, le recessus pharyngien, au contraire, s'enfonce très en arrière dans la fossette pharyngienne vers le milieu de l'apophyse basilaire.

Le canal hypophysaire s'observe non seulement chez le fœtus, mais souvent aussi chez le nouveau-né. Nous l'avons cherché sur tous nos jeunes sujets et nous avons eu le bonheur de le rencontrer quatre fois : deux fois d'une façon complète (pl. I, fig. I), mais seulement chez des nouveau-nés.

Le cas observé par Suchannek chez un enfant de 4 ans, et reproduit par Killian, est des plus instructifs.

Ces faits se concilient parfaitement avec les théories de Gangofner et de Froriep, qui voient dans le recessus médian l'effet d'un étranglement de la muqueuse de l'aditus anterior ou de son adhérence à la corde dorsale.

Enfant jusqu'a un an. — Nous venons de voir que chez

le nouveau-né l'amygdale n'occupait que la moitié, parfois même le tiers postérieur de la voûte. Après la naissance, elle subit un accroissement rapide suivant ses deux diamètres ; comme elle se développe surtout d'arrière en avant, elle s'avance rapidement vers les choanes, envahissant progressivement la région antérieure de la voûte restée lisse jusqu'à la naissance. Il arrive parfois qu'à un an le bord antérieur de l'amygdale reste encore éloigné du bord antérieur de la voûte de 2 à 3 millim. On peut admettre cependant comme règle générale qu'à cet âge l'amygdale occupe la voûte tout entière.

Examinons l'amygdale pharyngienne normale d'un enfant d'un an ; nous décrirons la forme la plus régulière qui s'observe et qui réellement peut servir de type (pl. IV, fig. R et S).

Elle occupe une surface quadrilatère, limitée en avant par le bord antérieur de la voûte, en arrière par une ligne transversale passant par le tubercule pharyngien ; cette limite postérieure est plus nette à l'état normal qu'on ne pourrait le croire. Au-dessous d'elle, on n'aperçoit dans la muqueuse que des îlots distincts de tissu adénoïde, plus ou moins confluents.

Latéralement, elle a pour limites les bords postérieurs de la voûte et non les fossettes de Rosenmüller, comme le disent quelques auteurs ; il faudrait pour cela que l'amygdale repose sur la paroi postérieure et non sur la voûte.

La muqueuse est rose pâle, parfois légèrement ambrée. Sa surface se montre à l'état normal finement chagrinée, aspect dû aux gouttelettes de mucus qui surmontent l'ouverture des canaux glandulaires très nombreux.

Après l'avoir soumise à un courant d'eau, on la voit, au contraire, criblée de nombreux orifices.

Elle est formée de six à huit lobules (fig. R et S). Chaque lobule a une forme oblongue, présentant une extrémité arrondie et une extrémité effilée. Ils sont séparés par des sillons tantôt rectilignes, tantôt sinueux, qui, par leur convergence, forment le *confluent des sillons* (r); en ce point, ils atteignent leur maximum de profondeur.

En rayonnant autour de ce confluent, les lobules affectent une configuration élégante, rappelant une demi-corolle de composée, un éventail, ou encore un baldaquin surmontant la cavité naso-pharyngienne.

Mais ce type n'est pas le seul observé ; il en est deux autres qui méritent d'être signalés, car ils sont aussi fréquents que le premier.

Dans l'un, les lobules, très sinueux, sont réunis par des plis de passage, et séparés non plus par des sillons complets mais par de simples incisures. On dirait des circonvolutions. (pl. IV, fig. T).

Dans l'autre, les sillons sont seulement rayonnants dans la moitié antérieure de la glande ; dans la moitié postérieure, ils sont parallèles, transversaux, et s'ouvrent dans le sillon médian qui s'étend en avant de la fossette pharyngienne (pl. IV, fig. V).

L'épaisseur de l'amygdale chez l'enfant d'un an est en moyenne de 4 millim. ; au niveau du recessus, elle atteint facilement 6 millim.

Elle est enchatonnée dans la concavité de la voûte ; *nor-*

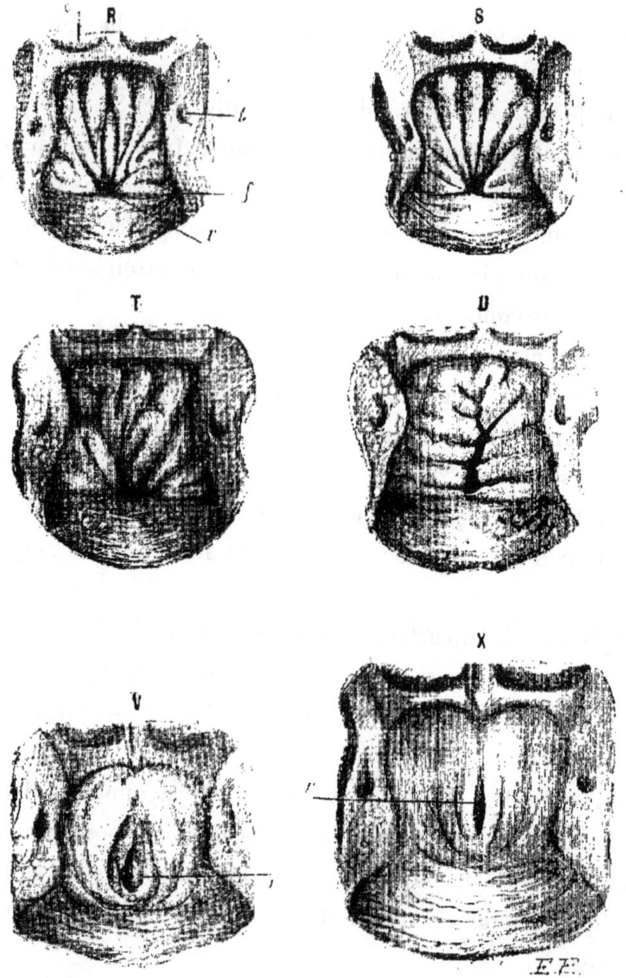

PLANCHE IV. — Figure représentant la voûte pharyngienne.

R. Enfant d'un an. — S. Enfant d'un an et quelques mois. — T. Enfant de 5 ans. — U. Enfant de 11 ans. — V. Sujet de 13 ans (fille). — X. Sujet de 17 ans (femme).

t. Orifice pharyngien de la trompe. — *c*. Choanes. — *f*. Fossette de Rosenmüller. — *r*. Recessus médian.

malement, la surface ne doit pas descendre au-dessous d'un plan horizontal passant par le bord supérieur des choanes.

Sur le squelette, en effet, le point culminant de la voûte pharyngienne s'élève au-dessus des choanes de 4 à 6 millim. Cette différence du niveau est donc corrigée complètement, chez l'enfant, par la présence de l'amygdale : ce qui ne se voit pas chez l'adulte.

Nous avons suffisamment insisté précédemment sur les conditions anatomiques spéciales qui prédisposent l'enfant plus que l'adulte à l'occlusion complète des choanes : nous croyons inutile d'y revenir.

Phase stationnaire. — ENFANT JUSQU'A 12 ANS. AMYGDALE TUBAIRE. — Au-dessus d'un an, les modifications que va subir l'amygdale présentent peu de particularités. Jusqu'à 12 ans, son accroissement est proportionnel à celui de la cavité ; elle affecte jusqu'à cet âge l'une des trois formes décrites plus haut. Dans cet intervalle, on voit surtout s'accroître le tissu adénoïde, qui s'étend jusqu'à la muqueuse du pavillon pour constituer *l'amygdale tubaire de Gerlach*, dont le développement paraît complet à 12 ans. Toute augmentation de volume au-dessus de cet âge nous a paru pathologique.

Phase régressive. — PUBERTÉ. AGE ADULTE. VIEILLESSE. — C'est vers l'âge de 12 ans, quelquefois plus tôt, quelquefois plus tard, que l'amygdale pharyngienne, arrivée à son complet développement, va entrer en régression.

J'ai dessiné (pl. IV, fig. V) une amygdale pharyngienne en

voie de régression, observée chez une jeune fille de 13 ans ; de l'atrophie déjà avancée des lobules amygdaliens résulte un agrandissement progressif du recessus médian, qui devient infundibuliforme.

La muqueuse, plissée jusque-là, commence à s'étaler ; seul le recessus médian persiste, se confondant en avant avec le reste du sillon médian.

Vers 16 et 17 ans (pl. IV, fig. X), l'atrophie est déjà considérable, l'épaisseur de la muqueuse a diminué de 3 millim. environ ; les sillons disparaissent. Le recessus est réduit à une fente elliptique d'un demi-centimètre de long environ.

A 20 ans, la régression est à peu près complète ; la voûte présente à cette époque l'aspect qu'elle conservera pendant tout l'âge adulte.

Sa couleur est bien moins pâle que chez l'enfant. Elle est presque rouge ; la surface est lisse ; plus de lobules amygdaliens, plus de sillons. Dans presque tous les cas nous avons trouvé le recessus médian réduit le plus souvent à une simple fente de 2 à 5 millim. de long (pl. V, fig. V). Ses bords, exactement accolés, se dissimulaient sous une couche de mucus ; ce n'est qu'après avoir soumis la pièce à un courant d'eau assez prolongé que nous avons pu déceler sa présence, et encore dans plusieurs cas nous a-t-il fallu le chercher avec un stylet.

Il est facile de concevoir comment, dans ces conditions, il peut échapper à l'examen rhinoscopique, surtout quand la saillie exagérée du tubercule pharyngien ou celle de l'arc antérieur de l'atlas l'empêche de se réfléchir sur le miroir.

Le recessus affecte incontestablement dans sa forme et ses

dimensions des variétés infinies. Nous voulons bien admettre que dans de nombreux cas un processus pathologique intervient pour les exagérer, mais non pour les créer.

La présence de la bourse pharyngienne ne saurait être mise sur le compte d'un travail pathologique, pas plus que son absence.

Les deux cas représentent les termes extrêmes des variations individuelles que peut subir la muqueuse.

La bourse n'est, en somme, qu'une manière d'être du recessus, une forme parfois revêtue par ce dernier. Les variétés impriment simplement à la région un caractère individuel.

Nous reconnaîtrons seulement qu'un catarrhe hypertrophique peut exagérer ses dimensions, augmenter sa profondeur et rendre son orifice plus évident à l'examen rhinoscopique.

L'orifice peut être fermé, en forme de fente, ou au contraire béant, circulaire, elliptique, en raquette ou en bec de flûte, pourvu à son angle postérieur d'un repli valvulaire (pl. V, fig. A, B, C).

Son plus grand diamètre varie entre 1 et 6 millim. Il est situé généralement sur la ligne médiane, à égale distance des choanes et du tubercule pharyngien, d'autant plus éloigné de ce dernier que la bourse est plus profonde.

L'axe de la bourse, presque horizontal, traverse obliquement la muqueuse, avec laquelle il forme un angle très faible (p .48, r).

La profondeur mesurée par un stylet atteint au maximum 1 centim. ; Luschka admettait que la profondeur pouvait atteindre 1 centimètre et demi. Cette dimension ne nous

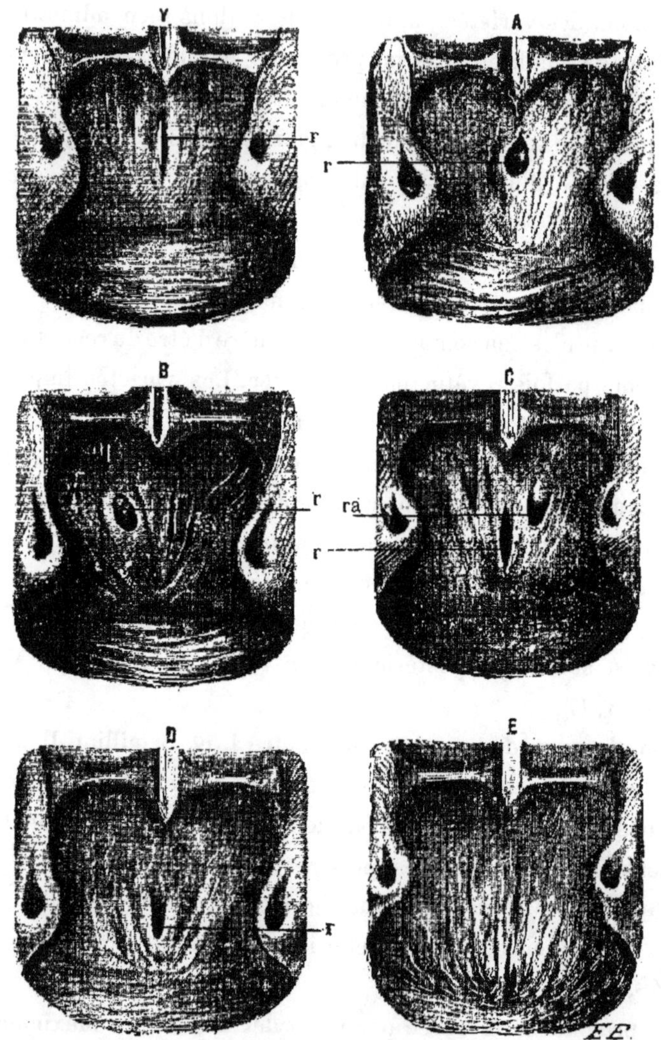

PLANCHE V. — Ces figures représentent la voûte pharyngienne chez des adultes. A. de 21 ans. — B. de 22 ans. — C. de 26 ans. — D. de 45 ans. — E. de 67 ans.

paraît pas possible sans une hypertrophie de la muqueuse.

Le cul-de-sac s'insère dans la fossette naviculaire et dans la fossette pharyngienne, si elle existe ; il se bifurque quelquefois en passant de chaque côté du tubercule pharyngien.

Il est impossible de se faire une idée de la fréquence de la bourse pharyngienne par les statistiques des auteurs. Chacun paraît s'en faire une idée différente ; comment admettre autrement que certains ne l'aient jamais trouvée, alors que d'autres, tels que Hafemann, prétendent l'avoir rencontrée 58 fois sur 60 sujets.

Reprenons maintenant l'évolution de la muqueuse.

On peut dire que de 20 à 50 ans elle reste stationnaire ; mais à partir de cette époque, de nouvelles modifications surviennent (pl. V, fig. D). La muqueuse de la voûte, en effet, n'échappe pas à la poussée atrophique de caractère sénile qui gagne tous les éléments anatomiques.

Son amincissement peut descendre jusqu'à 1 millim. Sa couleur devient pâle et grisâtre ; sa surface apparaît gaufrée, parfois ridée et, dans quelques cas, finement réticulée ; le recessus médian s'efface enfin presque complètement ou se confond avec les inégalités de la muqueuse (pl. V, fig. E).

Telles sont les phases normales de la troisième amygdale, dégagées de tout processus pathologique.

Des anomalies de nature diverse peuvent s'observer au cours de cette évolution et créer des variations anatomiques qu'on ne saurait étudier dans une description générale ; elles feront le sujet d'un nouveau chapitre.

RECHERCHES CADAVÉRIQUES

Observations personnelles (1).

I. — FŒTUS DE 4 MOIS. — Amygdale pharyngienne indiquée par trois sillons très peu profonds, longs de 2 à 3 millim., l'un médian, les deux autres latéraux, occupant le tiers postérieur de la voûte et convergeant vers la fossette naviculaire.

II. — FŒTUS DE 7 MOIS ET DEMI. — Amygdale pharyngienne bien dessinée, formée de cinq à six sillons rayonnant en éventail sur le tiers postérieur de la voûte (voir plus haut, fig. O).

III. — FŒTUS DE 8 MOIS. — Amygdale affectant la même disposition que dans l'observation précédente, mais moins avancée dons son développement (fig. P). Sur une coupe sagittale du crâne, persistance complète du canal hypophysaire dont l'extrémité inférieure affleure l'éperon du vomer. Il est situé à 7 millim. en avant du cartilage sphéno-basilaire ; le recessus médian est situé, au contraire, à 3 ou 4 millim. en arrière du même cartilage.

IV. — FŒTUS DE 8 MOIS ET DEMI. — Amygdale pharyngienne formée par

(1) Ces recherches ont été faites dans les amphitheâtres des hôpitaux et des asiles (Enfants-Malades, clinique de la rue d'Assas, asile Sainte-Anne, etc.). En ce qui concerne les fœtus, les nouveau-nés et les adultes, nos recherches n'ont présenté aucune difficulté. Mais pour les enfants, ne pouvant dans la plupart des cas sacrifier la face, nous avons dû énucléer la cavité naso-pharyngienne par la voie endo-crânienne à l'aide de quatre traits faits au ciseau et circonscrivant la région. Refoulant ensuite la cavité vers le crâne, à l'aide du doigt introduit par la voie buccale, il nous suffisait de sectionner les parties molles au bistouri.

cinq sillons réguliers, n'occupant que le tiers postérieur de la voûte. Persistance incomplète du canal hypophysaire, disparu dans sa partie supérieure.

V. — Nouveau-né a terme. — Amygdale formée de huit sillons. Canal hypophysaire complet occupant la même situation que dans l'observation III.

VI. — Nouveau-né a terme. — Amygdale pharyngienne formée de neuf sillons régulièrement disposés sur la moitié postérieure de la voûte (fig. Q.) Sur une coupe verticale antéro-postérieure, un peu latérale à gauche, persistance incomplète du canal hypophysaire, dont il ne reste que les deux bouts, un cul-de-sac pharyngien et un cul-de-sac hypophysaire, séparés par du tissu spongieux; même situation que dans les observations précédentes.

VII. — Nouveau né a terme. — Amygdale pharyngienne formée de cinq ou six plis radiés, occupant la moitié postérieure de la voûte. Plus trace du canal hypophysaire.

VIII. — Nouveau-né a terme. — Amygdale pharyngienne formée de cinq lobules environ, plus développés que dans les observations précédentes, mais plus irréguliers; sillons plus profonds; le sillon médian a près de 2 millim. de profondeur. Disparition du canal hypophysaire.

IX. — Nouveau-né a terme. — Amygdale pharyngienne semblable à la précédente; disparition du canal hypophysaire; l'hypophyse cependant offre à sa partie inférieure un prolongement de 2 millim. dirigé vers la voûte.

X. — Enfant de 5 a 6 mois (mort d'entérite). — Amygdale bien développée, très supérieure à celle du nouveau-né; recouvre encore incomplètement la voûte; lobules plus gros, sillons plus profonds: muqueuse épaissie. Plus trace de canal hypophysaire.

XI. — Fille ; 1 an (broncho-pneumonie). — Amygdale très développée ; lobules bien formés, disposition radiée ; son bord antérieur est séparé des choanes par un sillon de 2 à 3 millim. de large. Le confluent des sillons a une profondeur de 3 millim.

La surface de l'amygdale occupe un plan élevé de 2 millim. au-dessus du bord supérieur des choanes (pl. IV, fig. R).

XII. — Fille ; 1 an (méningite). — Amygdale pharyngienne très développée, à lobules rayonnants, très réguliers ; elle capitonne complètement la voûte dans laquelle elle semble enchatonnée, tant ses limites sont nettes. Quelques îlots de tissu adénoïde sur le bord des pavillons (pl. IV, fig. S).

XIII. — Fille ; 13 mois (gastro-entérite). — Amygdale bien développée, formée de cinq lobules réunis par des plis de passage. Quelques agglomérations adénoïdiennes sur le cartilage tubaire.

XIV. — Garçon ; 3 ans environ (rougeole). — Amygdale pharyngienne formée de huit lobules séparés par des sillons incomplets ; des plis de passage les réunissent ; le bord antérieur est éloigné de 2 millim. du bord supérieur des choanes. La surface ne descend pas au-dessous du bord supérieur des choanes. Muqueuse congestionnée.

XV. — Garçon ; 3 ans (rougeole). — Amygdale pharyngienne formée de sept lobules, occupe toute la voûte. Les lobules sont gros, saillants, irréguliers ; la surface se trouve abaissée au-dessous du bord supérieur des choanes, ce qui paraît dû à l'état congestif de toute la muqueuse des voies respiratoires supérieures, affectée de catarrhe rubéolique. Région de l'amygdale tubaire également hypertrophiée.

XVI. — Garçon ; 3 ans et demi (hydrocéphalie ; accidents méningitiques). — Brachycéphalie ; cavité naso-pharyngienne spacieuse. Diamètres transversaux supérieurs aux diamètres antéro-postérieurs. Amygdale pharyngienne très développée, formée de huit lobules réguliers séparés par des sillons profonds. Amygdale tubaire moyennement développée.

XVII. — GARÇON ; 5 ANS (broncho-pneumonie). — Cinq lobules, réunis par des plis de passage et séparés par des incisures, forment l'amygdale pharyngienne, qui recouvre la voûte complètement. La surface de la glande est élevée de 1 millim. au-dessus du bord supérieur des choanes. Amygdales tubaires bien développées (pl. IV, fig. T).

XVIII. — GARÇON ; 6 ANS ET PLUS (broncho-pneumonie). — Amygdale pharyngienne formée de sept lobules radiés, un peu sinueux ; confluent très profond de 8 millim. Surface de la voûte supérieure de 1 millim., au bord supérieur des choanes. Amygdale tubaire bien développée.

XIX. — GARÇON; 7 ANS (scarlatine). – Amygdale formée de sillons radiés dans la partie antérieure seulement. Dans la partie postérieure, ils sont dirigés transversalement et s'ouvrent dans le sillon médian. Rien de spécial dans l'amygdale tubaire.

XX. — FILLE ; 10 ANS (scarlatine). — Disposition absolument semblable à celle de l'observation XV.

XXI. — GARÇON ; 11 ANS ET DEMI (tuberculose aiguë). — Les travées amygdaliennes rayonnent autour du sillon médian dans la partie antérieure de la glande ; elles lui sont parallèles dans la partie postérieure. Confluent profond de 6 millim. Amygdale tubaire assez bien développée (pl. IV, fig. U).

XXII. — GARÇON ; 11 ANS ET DEMI. — Sillons irréguliers, incomplets, interrompus par des plis de passage ; les lobules décrivent des circonvolutions ; sillon médian profond de 5 millim. en arrière. Amygdale tubaire bien développée.

XXIII — FILLE ; 13 ANS (pneumonie). — Amygdale pharyngienne en voie d'atrophie : vaste infundibulum au centre, avec bords étagés ; la longueur de l'ouverture est de plus de 1 centim. ; la largeur, de 6 à 7 millim. Le reste de l'amygdale, très affaissée, couvre encore toute la voûte. Amygdale tubaire moyennement développée (pl. IV, fig. V).

XXIV. — Garçon ; 11 ans (abcès péricæcal, tuberculose intestinale). — Atrophie précoce et très avancée de l'amygdale pharyngienne. Paroi lisse, présentant déjà la transformation du sillon médian en bourse pharyngienne, profonde de 8 millim. Quatre sillons latéraux très courts et entr'ouverts, longs de 5 millim. et profonds de 3 millim. Atrophie de l'amygdale tubaire (p. 82, fig. F).

XXV. — Garçon ; 15 ans (typhoïde). — Atrophie avancée de l'amygdale pharyngienne ; une fente elliptique, reste du sillon médian et profonde de 6 millim., dessine déjà la bourse pharyngienne. Sur les côtés, les plis commencent à s'effacer. Amygdale tubaire peu développée.

XXVI. — Femme ; 17 ans. — Disposition analogue à celle de l'observation précédente, mais atrophie plus avancée. Le recessus médian, qui survit seul ou à peu près, se présente sous forme d'une fente médiane de 6 à 7 millim. de longueur, de 4 millim. de profondeur Amygdale tubaire encore développée (pl. IV, fig. X).

XXVII. — Femme ; 21 ans (tuberculose pulmonaire). — Atrophie considérable de la muqueuse. Bourse pharyngienne caractéristique ; orifice en raquette ; profondeur, 13 millim. Cul-de-sac occupant la fossette naviculaire. Amygdale tubaire encore assez développée. Un léger degré d'inflammation catarrhale (pl. V, fig. A).

XXVIII. — Homme ; 22 ans (typhoïde, épileptique). — La bourse pharyngienne est formée, mais l'orifice est latéral ; néanmoins, un stylet enfoncé dans sa cavité pénètre de 8 millim., dans la direction de la ligne médiane. Si l'orifice de la bourse n'est pas médian, son cul-de-sac n'a pas cessé de l'être. La déviation de l'axe paraît imputable à un processus pathologique ancien, dont la muqueuse porte encore de légères traces (pl. V, fig. B).

XXIX. — Homme ; 26 ans (mélancolie ; suicide par précipitation). — La bourse pharyngienne médiane présente un orifice en forme de fente. à bords accolés et dissimulé au premier abord sous une couche de mucus. Quelques sillons latéraux asymétriques, dont un très court, large et béant, simule l'orifice de la bourse ; ce cul-de-sac ne présente que 4 millim. de profondeur, alors que la vraie bourse, qui occupe la ligne médiane et qui passait inaperçue avant un lavage par un courant d'eau, présente au contraire une profondeur de 8 millim. Amygdale tubaire atrophiée (pl. V, fig. C).

XXX. — Femme ; 29 ans. — Amygdale pharyngienne complètement atrophiée ; recessus pharyngien médian en forme de bourse, profond de 6 millim. Amygdale tubaire complètement atrophiée.

XXXI. — Homme ; 35 ans (délire alcoolique ; accidents pulmonaires consécutifs à une tentative de suicide par submersion). — Épaississement hypertrophique, portant sur toute la muqueuse de la cavité, aussi bien sur les parois latérales et sur la paroi postérieure que sur la voûte. Le moulage, très réduit, rappelle celui d'un pharynx d'enfant de 3 ans. La muqueuse de la voûte ne présente pas cependant de sillons comme dans les végétations adénoïdes ; un examen rhinoscopique n'aurait jamais pu déceler cette hypertrophie, tant elle est uniformément répartie ; elle s'atténue insensiblement près des choanes, sans les obstruer. Le maximum hypertrophique, au lieu de porter sur la voûte, porte plutôt sur la région qui répond à l'union de la voûte avec la paroi postérieure. Les fossettes de Rosenmüller sont très réduites. La bourse pharyngienne, située sur la ligne médiane, présente une profondeur exagérée : 14 millim., ce qui nous semble dû à l'épaisseur énorme de la muqueuse.

XXXII. — Homme ; 36 ans (alcoolisme ; suicide par strangulation). — Muqueuse hypertrophiée, mais bien moins que dans l'observation précédente. Bourse pharyngienne profonde de 13 millim. Les fossettes de Rosenmüller présentent une particularité remarquable. Avant d'avoir soumis la pièce à un courant d'eau pour la débarrasser de la couche épaisse de mucus qu'elle contenait, les fossettes paraissaient ne pas exister, comme chez l'enfant ; mais un examen attentif nous fit découvrir avec la sonde cannelée un orifice circulaire de 2 à 3 millim. de diamètre, situé à la partie supérieure de la région ; il conduisait dans une arrière-cavité qui n'était autre que la fossette de Rosenmüller, isolée par une sorte de transformation kystique de la cavité naso-pharyngienne. Du côté opposé, même disposition. A l'examen histologique, hypertrophie pathologique considérable de la couche adénoïde. Catarrhe nasal concomitant avec queues de cornet (p. 48, fig. M).

XXXIII. — Femme ; 39 ans (cardiopathie). — La muqueuse est lisse, le recessus médian est représenté par un petit cul-de-sac médian, profond de 3 millim. seulement.

XXXIV. — Femme ; 40 ans (pneumonie). — La muqueuse de la voûte est lisse ; on observe sur la ligne médiane une bourse de 7 millim. de profondeur, avec orifice en bec de flûte.

XXXV. — Homme ; 41 ans (délirium tremens). — Muqueuse épaissie sur toute l'étendue du pharynx. Bourse pharyngienne profonde de 6 millim. Orifice circulaire déjeté sur le côté gauche. Les fossettes de Rosenmüller offrent une disposition presque identique à celles de l'observation XXXII. A droite, elles communiquent avec la cavité commune par deux orifices superposés, de 3 à 4 millim. de diamètre ; à gauche, par un orifice en forme de fente, de 4 millim. de hauteur. Amygdale tubaire hypertrophiée. Catarrhe nasal concomitant.

XXXVI. — Homme ; 45 ans (paralysie générale). — Muqueuse de la voûte lisse ; recessus médian ayant 3 millim. de profondeur. Son orifice ovalaire a son grand axe un peu oblique, long de 4 millim. Amygdale tubaire complètement atrophiée (pl. VI, fig. D).

XXXVII. — Femme ; 50 ans ; *négresse brésilienne* (pneumonie). — Muqueuse lisse. Recessus profond de 6 millim. Ouverture circulaire de 3 millim. de diamètre.

XXXVIII. — Femme ; 56 ans (pneumonie). — Muqueuse lisse. Le

recessus médian n'est indiqué que par une dépression à peine perceptible.

XXXIX. — Homme ; 59 ans (ramollissement). — Muqueuse pourvue d'un recessus (voir p. 48, fig. L), mais surtout remarquable par la transformation caverneuse des fossettes de Rosenmüller.

XL. — Homme ; 67 ans (hémorrhagie cérébrale). — Muqueuse amincie, ridée, très atrophiée ; fossettes de Rosenmüller très grandes. Le recessus a presque disparu complètement (p. 66, fig. E).

XLI. — Femme ; 71 ans (pneumonie). — Muqueuse de la voûte remarquable par son hypertrophie, rappelant par sa disposition une amygdale pharyngienne d'enfant. Nous donnons plus loin, page 85, des détails sur sa conformation (fig. G).

XLII. — Homme ; 76 ans (pneumonie). — Atrophie prononcée de la muqueuse en tous ses points. Pas trace de bourse pharygienne ; simple dépression, mal limitée, à sa place. Fossettes de Rosenmüller très vastes : 2 centim. de hauteur sur 2 centim. de profondeur ; la droite descend plus bas que la gauche.

VII. — Transformations anatomiques subies par les tissus.

Nous avons suivi les métamorphoses extérieures subies par la muqueuse naso-pharyngienne au cours de son évolution; il nous reste à jeter un coup d'œil rapide sur les transformations anatomiques qui se passent dans sa profondeur.

Notre intention n'est pas de pénétrer l'étude de sa texture intime et de ses éléments primordiaux, encore moins de nous engager dans l'embryogénie du tissu adénoïde : ces questions sortent du cadre de ce travail, exclusivement descriptif et topographique.

Nous nous contenterons de rappeler les recherches intéressantes de M. Retterer, tendant à démontrer l'origine endodermique du tissu lymphoïde des amygdales palatines, recherches dont les conclusions paraissent applicables à l'amygdale pharyngienne.

Les auteurs ne sont pas d'accord sur l'époque de la première apparition du tissu adénoïde chez le fœtus.

Schwabach dit l'avoir observé chez des fœtus de 5 à 10 centim., presque en même temps que la première trace d'invagination de la muqueuse, et donne des figures à l'appui.

Killian, au contraire, croit son apparition plus tardive, vers le sixième mois de la vie fœtale ; il prétend qu'il est limité alors au quart postérieur de la voûte et n'envahit que plus tard la région antérieure ; son épaisseur à ce moment serait déjà de 1 millim.

Chatellier et Frey affirment, d'autre part, que les follicules clos apparaissent au septième mois.

Nous ne discuterons pas ces opinions, manquant de recherches personnelles chez le fœtus ; nous nous contenterons de décrire la disposition du tissu adénoïde, telle que nous l'avons observée sur des coupes, depuis la naissance seulement.

Nous avons dessiné quatre figures, qui instruiront suffisamment le lecteur, sans qu'il soit utile de nous étendre beaucoup sur la description.

Nouveau-né. — 1° La première coupe (pl. VII, fig. N) a été pratiquée chez un nouveau-né.

A cet âge, sous un épithélium cylindrique vibratile stratifié, on voit une nappe diffuse et continue de tissu adénoïde, séparée de lui par une basale à noyaux très visibles, orientés transversalement.

Du côté de l'épithélium, le tissu adénoïde décrit une ligne sinueuse, déterminée par les sillons encore peu profonds ; du côté de la couche conjonctive, il se distingue assez nettement par une ligne transversale avec peu de sinuosités.

Dans le tissu conjonctif, traversé par quelques vaisseaux et encore riche en cellules étoilées, apparaissent des acini glandulaires bien développés, mais irrégulièrement répartis.

2° Enfant d'un an (pl. VII, fig. O). — La disposition du tissu adénoïde est déjà toute différente à cet âge.

Les plis amygdaliens, séparés par des sillons cryptiques profonds, forment déjà de vrais lobules.

Ils se présentent sur la coupe sous la forme de prolongements rectangulaires ou trapézoïdes.

Très épaisse dans chaque prolongement, la nappe adénoïde s'amincit en lame mince au niveau du fond de chaque pli, pour se continuer avec le tissu adénoïde du prolongement voisin. Elle décrit, par suite, une ligne sinueuse très régulière.

Dans chaque feston, le tissu conjonctif sous-jacent s'enfonce en forme de triangle à sommet périphérique. L'aire du triangle est occupée presque tout entière par les glandes, qui affectent elles aussi une disposition très régulière.

Immédiatement sous-jacentes au tissu adénoïde, elles forment comme lui une ligne sinueuse, se continuant en lame mince au fond de chaque pli avec les groupes glandulaires voisins. Une mince lame conjonctive accompagne les conduits glandulaires, qui se portent en divergeant soit vers la surface, soit dans les sillons cryptiformes.

Ces dispositions étaient très apparentes sur la coupe que j'ai figurée, grâce surtout à la double coloration. L'éosine dessinait en rose le tissu conjonctif et séparait ainsi nettement le tissu adénoïde et le tissu glandulaire, colorés, le premier en bleu clair, le second en bleu foncé, par le violet de méthyle. Il n'y avait pas trace de follicules circonscrits.

3° Enfant de 3 ans. — Sur la coupe (pl. VII, fig. P), on voit le tissu adénoïde former des follicules bien circonscrits, ce que nous n'avions pas encore observé chez l'enfant d'un an. La disposition ainsi figurée représente la structure de l'amygdale pharyngienne parvenue à l'apogée de son évolution. Cette circonscription des follicules est surtout mise en relief

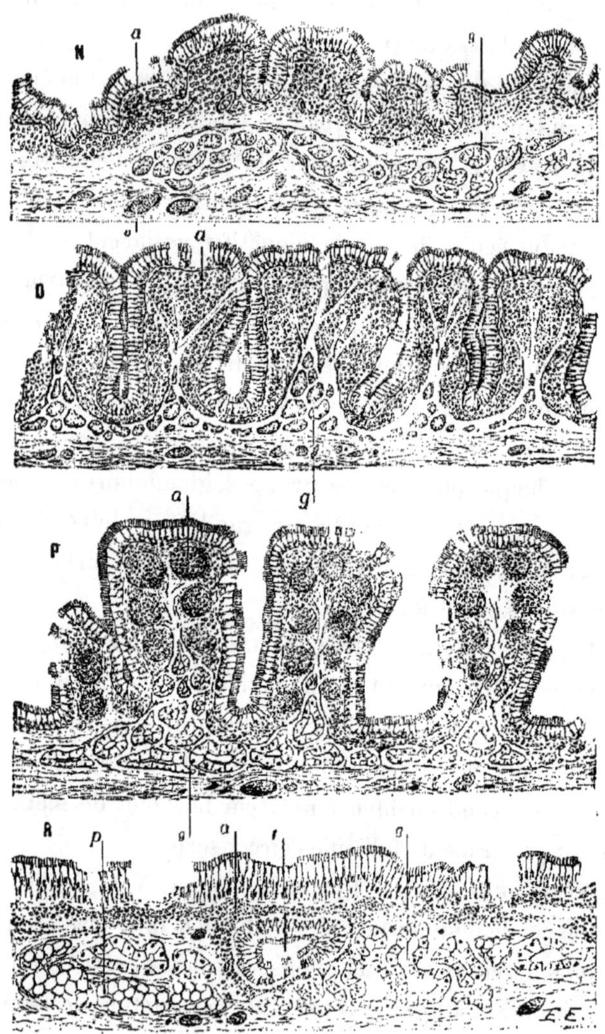

PLANCHE X. — N. Coupe transversale de la muqueuse de la voûte, chez un nouveau-né. — O. Enfant d'un an. — P. Enfant de 3 ans. — R. Adulte de 21 ans. — *a*. Tissu adénoïde. — *g*. Glandes. — *r*. Recessus médian. — *p*. Tissu adipeux.

dans les cas pathologiques par les processus hypertrophiques qui les encadrent de tissu conjonctif.

4° Adulte. — La figure R, pl. VII, représente la muqueuse normale de la voûte chez un adulte. On pourra la rapprocher de celle figurée par Gellé et Retterer (1).

Elle a été pratiquée chez un sujet de 22 ans, porteur d'une bourse pharyngienne (obs. XXVIII, pl. V, fig. B).

On y constate une atrophie considérable du tissu adénoïde, disposé en une simple nappe très mince, irrégulière, mal limitée, n'offrant plus trace de follicules clos.

L'épithélium est toujours cylindrique vibratile stratifié, avec membrane basale à noyaux très nets.

Les glandes ont conservé un développement considérable, mais leur groupement est irrégulier.

Dans le tissu conjonctif, on voit des vaisseaux nombreux et quelques panicules adipeux.

Le recessus médian est encore entouré d'un bel épithélium stratifié, semblable à celui de la muqueuse.

Nous n'avons pas observé chez le vieillard de particularité méritant d'être signalée.

Toutes ces transformations s'appliquent au tissu adénoïde de l'amygdale tubaire.

(1) Bourse de Luschka. Examen hist. par Retterer. Gellé. *Ann. mal. de l'Or.*, mai 1890, n° 5.

VIII. — Anomalies dans l'évolution de la troisième amygdale et les transformations du recessus médian.

Nous n'insisterons pas sur les irrégularités de développement chez le fœtus, sans intérêt pour le rhinologiste ; nous ferons remarquer seulement qu'à la naissance la configuration de l'amygdale est sujette à quelques variations. Elle offre, en effet, quelquefois, un développement aussi précoce que chez l'enfant de plusieurs mois, comme en témoignait un dessin qui nous a été communiqué par le professeur Charpy.

De 1 an à 12 ans, pendant sa phase de développement parfait, toute proportion supérieure à celle que nous lui avons assignée doit être considérée comme une hypertrophie pathologique, révélée d'ailleurs par l'examen histologique.

Nous avons dit que l'amygdale entrait en régression vers

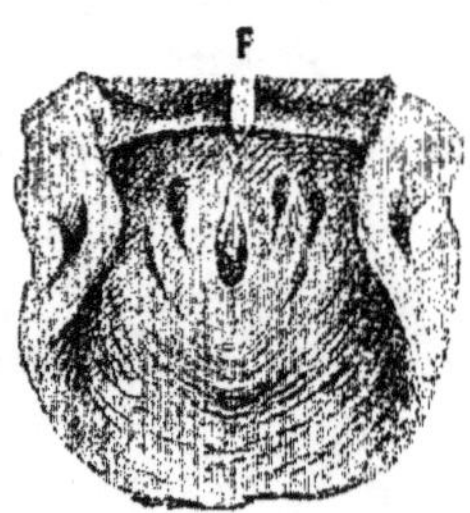

l'âge de 12 ans ; exceptionnellement, l'atrophie peut être plus précoce : tel est le cas que nous représentons (fig. F, obs. XXIV), et où l'on peut voir déjà formée la bourse pharyngienne.

Inversement, il existe quelques cas de régression tardive chez des sujets de 13 et 14 ans, dont l'amygdale ne présente encore aucune tendance à l'atrophie, et cela sans qu'il y ait lieu de faire intervenir une cause pathologique.

Je ne fais allusion, bien entendu, qu'aux cas où la configuration est absolument normale, ne dépasse pas les dimensions que nous lui avons assignées, ne donne pas lieu au syndrome adénoïdien, ne révèle enfin à l'examen histologique aucun processus anormal.

Quand l'atrophie s'est affirmée et que le confluent postérieur des sillons a survécu à l'effacement de l'amygdale, on peut voir encore des sillons latéraux persister partiellement ; ce sont généralement les deux sillons adjacents au sillon médian, incomplets, interrompus, déviés, de profondeur inégale ; tantôt l'extrémité antérieure, tantôt l'extrémité postérieure seule persiste.

Le recessus peut ne pas occuper exactement la ligne médiane ; le fait a été souvent constaté ; nous l'avons observé nous-même à l'amphithéâtre et à la clinique.

Est-ce une raison suffisante pour le considérer, avec Rutten, comme une production pathologique ? Nous ne le pensons pas, et voici comment nous expliquons cette irrégularité de situation.

1° Dans la plupart des cas, l'ectopie de la bourse n'est qu'apparente et s'applique à son orifice seul. L'orifice était latéral et obliquement dirigé dans notre observation XXVIII, mais un stylet introduit dans la cavité décelait l'insertion de son cul-de-sac sur la ligne médiane dans la région de la fossette pharyngienne. Un processus pathologique superficiel survenu pendant la phase régressive avait amené sans doute, dans la muqueuse, des rétractions inégalement réparties et rompu par suite la symétrie des surfaces (pl. V, fig. B).

2° Sous l'influence de causes semblables, très probablement, l'orifice médian très étroit passe inaperçu, reste dissimulé sous le mucus, alors qu'un vestige de sillon voisin ayant acquis une béance insolite en impose pour le véritable recessus. (obs. XIX pl. V, fig. C).

Nous ne reviendrons pas sur ce que nous avons dit au sujet de la profondeur de la bourse pharyngienne, à laquelle nous avons assigné comme *limite normale extrême* 1 centim.; toute profondeur exagérée dépassant ce chiffre nous paraît, en effet, déterminée par l'hypertrophie de la muqueuse, et peut même, dans quelques cas, servir à apprécier cette dernière. On s'explique ainsi comment les auteurs qui ont surtout observé ces formes exagérées aient cru devoir rattacher tout recessus à un état pathologique.

Chez des adultes de 30 à 50 ans, la muqueuse amincie, très lisse, peut ne présenter aucun vestige de recessus, sans qu'il y ait pour cela *rhinite atrophique* (ozène essentiel). Il s'agit là d'une régression exagérée précoce, analogue à celle qu'on observe chez le vieillard.

Chez les vieillards enfin, une pharyngite hypertrophique peut transformer la muqueuse de la voûte au point de simuler l'amygdale disparue entrée en reviviscence. Nous avons observé ces modifications chez une vieille femme de 71 ans (obs. XLI, fig. G.)

Au premier aspect, rien de végétant ; la voûte était lisse en apparence, les choanes libres de toute obstruction ; la cavité,

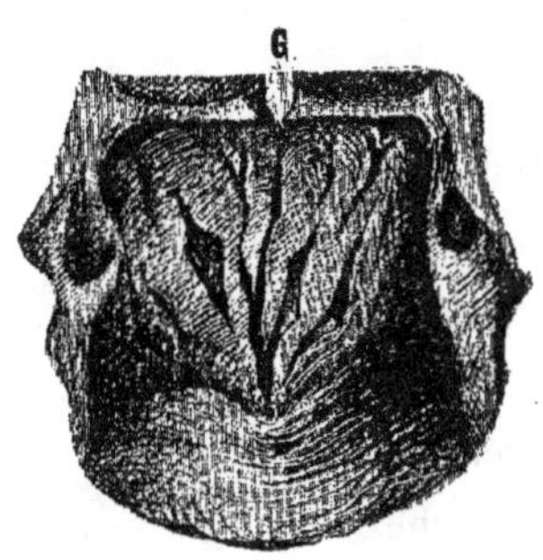

rétrécie, avait seulement l'aspect infantile. En promenant la sonde cannelée sur la surface de la voûte bien détergée, nous constations une muqueuse feuilletée, parcourue par des sillons discontinus, irréguliers comme longueur, mais dont les bords très nets s'accolaient si bien qu'on les aurait crus pratiqués artificiellement avec le scalpel. Ils avaient 4 millim. de profondeur.

S'agissait-il dans ce cas de végétations adénoïdes anciennes ? Le sujet ne portait aucune déformation pouvant autoriser à porter ce diagnostic rétrospectif.

Nous croyons plutôt qu'il s'agissait de pharyngite hypertrophique tardive. L'examen histologique révéla une nappe très épaisse d'infiltration adénoïdienne diffuse, sans formation folliculaire.

IX. — Anatomie comparée de l'amygdale pharyngienne.

L'anatomie comparée de l'amygdale et de la bourse pharyngienne a été bien étudiée par Killian. Nous renverrons à son mémoire fort intéressant et fort détaillé ceux qui désireraient approfondir ce point particulier de la question ; ils trouveront, en outre, dans ce mémoire, des planches fort belles, représentant les formes variées revêtues par la troisième amygdale dans la série animale (chez le singe, le chien, le taureau, le mouton, la chèvre, le cochon, le crocodile, etc.).

PRIMATES. — Nous nous arrêterons cependant à la description de l'amygdale pharyngienne du singe, que Killian a particulièrement étudiée chez le *Chrysothrix Sciurea* et le *Cebus Capucinus*. La voici résumée d'après l'auteur allemand.

La cavité naso-pharyngienne est séparée en deux départements par une cloison membraneuse, qui prolonge, en arrière, la cloison des fosses nasales. Par son bord supérieur, cette membrane adhère à la voûte ; par son bord inférieur, à la face supérieure du voile. Son extrémité postérieure s'amincit, s'effile et se prolonge comme un cordon sur la ligne médiane de la paroi postérieure du pharynx. Les deux faces de ce septum naso-pharyngien sont recouvertes de tissu adénoïde, ainsi que les deux moitiés adjacentes de la voûte. Les follicules clos se prolongent en avant jusque sur la cloison nasale proprement dite.

En arrière, l'amygdale pharyngienne est limitée par une ligne qui répond au bord supérieur du constricteur supérieur du pharynx.

Les trois quarts antérieurs de l'amygdale reposent sur le basi-sphénoïde, le quart postérieur sur le basi-occipital.

Ce prolongement membraneux, et pourvu de tissu adénoïde, qui semble continuer la cloison dans le naso-pharynx, s'observe aussi chez quelques autres espèces, chez le cochon, chez le mouton, par exemple.

Mouton. — Chez ce dernier, les faces de la membrane sont parcourues de nombreux sillons ; mais au lieu de se terminer en s'effilant sur la paroi postérieure du pharynx, l'amygdale se déploie au contraire et s'étale à ce niveau.

Taureau. — Chez le taureau, elle se dispose en éventail dont la pointe répond à l'angle postérieur du vomer et dont les sillons radiés, profonds, traversés par des plis de passage, forment comme un tissu caverneux.

Chien. — Chez le chien, l'amygdale pharyngienne est formée de follicules clos agglomérés, simulant une plaque de Peyer et disposés en V dont le sommet est postérieur, répondant au recessus pharyngien, et dont les deux extrémités antérieures sont voisines des pavillons tubaires.

Chat. — Chez le chat, l'analogie avec les plaques de Peyer est encore plus frappante. Les follicules sont plus petits.

Killian a encore trouvé une amygdale pharyngienne bien caractérisée chez la chauve-souris; il a signalé aussi des agglomérations folliculaires sur le pharynx de la grenouille. Il ne l'a pas observée chez le rat. Quant à la bourse pharyngienne, il a pu l'observer, bien qu'affectant des formes très dissemblables, chez le cochon, la chèvre, les reptiles et les oiseaux.

CONCLUSIONS

Cette étude ayant pour but de préciser certains points d'anatomie, très divers et très particuliers, nous sommes obligé de détailler nos conclusions.

I. — La cavité naso-pharyngienne subit normalement, au cours de son évolution, des transformations intéressant à la fois le squelette et les parties molles.

II. — L'accroissement des diamètres n'est pas uniforme ; aussi la configuration du squelette se modifie-t-elle avec l'âge.

III. — La cavité naso-pharyngienne du nouveau-né et de l'enfant, caractérisée par une prédominance du diamètre sagittal et une infériorité manifeste du diamètre vertical, a une forme très allongée dans le sens antéro-postérieur, qui la rapproche de celle du singe et du chien.

L'exiguïté consécutive du diamètre vertical des choanes rend par suite l'obstruction de ces orifices plus facile que chez l'adulte.

IV. — Chez la femme, le diamètre vertical est relativement plus faible que chez l'homme.

V. — Il y a un parallélisme certain entre le mode d'accroissement de la cavité naso-pharyngienne et celui des autres segments de l'arbre respiratoire (fosses nasales, larynx, trachée).

VI. — Les variétés dans la forme et les dimensions chez l'adulte sont infinies.

VII. — Un grand nombre d'entre elles s'expliquent par une corrélation dans la configuration de la cavité et celle du crâne.

Cette corrélation se traduit :

a) Par une exagération du diamètre transverse de la cavité chez les brachycéphales ;

b) Par une exagération du diamètre sagittal chez les dolichocéphales.

Elle permet, dans une certaine mesure, de se faire une idée de la configuration de la cavité naso-pharyngienne d'après celle du crâne.

VIII. — Il y a une corrélation fréquente entre les deux diamètres, sagittal et transverse de la cavité et les diamètres homologues de la voûte palatine.

IX. — L'inclinaison du bord postérieur du vomer subit des variations sensiblement parallèles à celles de l'angle facial.

X. — L'angle palato-basilaire exprime l'inclinaison de la surface spléno-basilaire. Il mesure en moyenne de 40° à

65° chez les Européens; il est plus grand chez les brachycéphales, plus petit chez les dolichocéphales ; mais cette relation est sujette à de nombreuses exceptions.

XI. — La surface sphéno-basilaire est presque constamment pourvue d'une dépression légère plus ou moins profonde : la *fossette naviculaire*, située au centre de cette surface, en avant du tubercule pharyngien, au point où le périoste acquiert son maximum d'adhérence et de résistance.

XII. — Plus rarement, elle présente une excavation très nette : la *fossette pharyngienne*, véritable recessus osseux, surtout fréquent dans la race nègre.

XIII. — Ces fossettes reçoivent l'insertion du recessus médian.

XIV. — L'amygdale pharyngienne est soumise à des métamorphoses physiologiques indépendantes de tout processus morbide.

Elle parcourt trois phases :

a) *Phase progressive*, commençant au cours de la vie fœtale et se continuant après la naissance jusqu'à 1 an et 2 ans ;

b) *Phase stationnaire*, de cet âge jusqu'à 12 ans;

c) *Phase régressive*, de 12 ans à 18 et 20 ans;

Après 20 ans, elle reste stationnaire de nouveau jusqu'à 50 ans; à partir de cette époque, elle ne subit plus que des modifications atrophiques d'ordre sénile.

XV. — Le recessus médian est le vestige du confluent des

sillons ; très variable dans sa forme et ses dimensions, il s'efface rarement d'une façon complète.

XVI. — La bourse pharyngienne n'est qu'une forme exagérée du recessus ; elle n'est pas une formation pathologique ; mais un processus morbide hypertrophique tend à exagérer ses dimensions.

Il y aurait encore à dégager de ces conclusions des applications pratiques concernant la pathologie de la région et surtout l'arsenal chirurgical du rhinologiste ; mais nous estimons que ce sujet mérite à lui seul l'honneur d'un travail spécial.

INDEX BIBLIOGRAPHIQUE

Santorini. — *Observ. anatomicæ.* Venetiis, 1724.

Morgagni. — *Epistolæ in Valsalvæ Opera,* Venetiis, 1740.

Haller. — *Elementa physiol.* Bernæ, 1764.

F. J. C. Mayer. — *Neue Untersuch. a. d. Gebiete der Anatomie und Physiologie.* Bonn, 1842.

Tortual. — *Neue Untersuchungen über den Bau des mensch. Schlund und Kehlkopfs.* Leipzig, 1846.

R. Mayer. — *Anatomie der Tonsillen.* Friburg-i.-B., 1853.

Lacauchie. — *Traité d'hydrotomie,* 1853.

F. Th. Schmidt. — Das folliculäre Drusengewebe der Schleimhaut der Mundhöle und des Schlundes. *Zeitschr. f. wis. Zool.,* 1863, XIII.

Luschka. — *Der Schlundkopf des Menschen.* Tubingen, 1868; et *Journ. de l'anat. et de la phys.,* 1869.

Kölliker. — *Anat. micr.,* II, p. 125. *Embryologie.* Amygdale pharyngienne. Beitrage zur Anatomie der Mundhöle. *Verh. d. med. phys. Ges. in Wurzburg,* 1852, II.

Robin. — *Journ. de l'anat. et de la phys.,* 1869.

Ganghofner. — Ueber Tonsilla und Bursa pharyngea. *Sitzungster d. k. k. Akad. d. Wissench.,* 1873.

Voltolini. — *Traité de rhinoscopie,* 1879.

Bickel. — Tissu lymphatique de la bouche et du pharynx. *Arch. de Virchow* 1884.

Tornwald. — Uber die Bedeutung der Bursa pharyngea der Pharynxdivertikel. *Berl. klin. Woch.,* 1885.

Tissier. — Étude sur la bourse pharyngienne. *Ann. des mal. de l'or.,* 1886.

Waldeyer. — Beit. zur norm. u. vergl. Anatomie des Pharynx. *Sitz. d. Berlin. Akad.,* 1886.

Schwabach. — 1° Développement de l'amygdale pharyngienne, et 2° Bourse pharyngienne (avec planches). *Arch. f. mikr. Anat.,* 1887-1888.

Megevand. — *Contr. à l'étude anat. clin. des maladies de la voûte du pharynx.* Thèse. Genève, 1887.

Enjabran. — *Étude anat. clin. de la glande de Luschka*. Thèse, Paris, 1887.

Bresgen. — Amygdales pharyngiennes. *Deutsch. med. Woch.*, n° 5, p. 86, 1887.

Kostanecki. — Orifice phar. de la trompe. *Arch. f. mikr. Anat.*, 1887.

Stieda. — Des amygdales phar. *Verein f. Wissenschaft heilk. zu Kœnigsberg*, 7 mars 1887.

Bloch (de Fribourg). — Sur la bourse pharyngienne. *Berlin. klin. Woch.* 1887-1888.

Killian. — Sur la bourse et la tonsille pharyngienne (développement et anatomie comparée). *Morphologische Jarhbuch.*, 1888 (nombreuses figures).

Société française d'Otologie, 1889. — GELLÉ, RUAULT, CHATELLIER, BARATOUX et MOURE. *Rev. de laryng.*, 1889.

Suchanneck. — Beiträge zur norm. u. path. Anat. des Rachengewölbes, Ziegler ü. Nauwerk Beitr., 3, path. anat. III Ohrenheilk, 1889.

Pœlchen. — Anat. de la cav. naso-phar. (Kœnigsberg). *Arch. de Virchow*, 1890.

Swain. — Tissu adén. du naso-phar. et phar. *Transact. of the Twelfth ann., meet of the amer. laryng. Assoc.* Baltimore, 1890.

Merkel. — Anat. topographique.

Harke. — Anat. de la cav. naso-phar. *Arch. de Virchow*, 1891.

Gellé et **Retterer**. — Examen hist. d'une bourse phar. *Ann. mal. oreille*, n° 5, mai 1890.

John Dunn. — Tissu adén. du pharynx. *N.-York med. J.*, 1892.

Gegenbaur. — *Anatomie descriptive*.

Henle. — *Anatomie descriptive*.

Braune. — *Atlas*. Grande édition allemande.

Rudinger. — *Cursus der topographischen Anatomie*. München, 1891.

Zuckerkandl. — *Anatomie des fosses nasales. Coupes sur sujets congelés*.

Frænkel. — *Anatomie des fosses nasales* (4 coupes horizontales dessinées par Friedrich Wiese. Libr. A. Hirschwald. Berlin, 1890).

Fischer. — *Vices de conform. congén. de la cav. naso-phar.* Th. inaug. Wurzburg, 1893.

Symington. — *Anat. of the Child*. Atlas.

Testut. — *Anatomie humaine*.

Poirier. — *Anatomie médico-chirurgicale*.

— *Anatomie humaine* (vol. I).

Albrecht. — *Mémoire sur le basiotique*. Bruxelles, 1883.

Lucy. — *Anomalie de l'occipital*. Thèse, Lyon, 1889-1890.

Disse. — Développement des fosses nasales. *Archiv. f. Anat. ü phys. Anat.*, 1889.

Oscar Hertwig. — *Traité d'embryologie*, traduit par Julin.

Romiti. — Fossette pharyngienne. *Atti della Soc. toscana di Sc. natur.*, vol. XI.

J. Wolff. — Accr. du maxillaire inférieur. *Arch. f. path. Anat. u Phys.*, Band XIV, Heft 3.

Retterer. — Développement. des amygdales. *J. anat. et phys.*, janvier et juillet 1888.

Braune. — Calibre des bronches. *Arch. f. Anat.*, 1885.

Marc Sée. — Calibre de la trachée et des bronches. *Bull. Acad. de méd.*, 1878.

Lejars. — Calibre physiologique de la trachée. *Rev. de chir.*, 1891.

Beynier. — Th. d'agrég., 1883.

Béclard. — Art. Larynx. *Dict. encycl.*

Stœhr. — *Correspondenzblatt für Schweizer Aerzte*, n° 17, 1890.

Hochstetter. — Développement des narines postérieures. *Rev. Sc. méd.*, 1891.

N.-B. — Nous n'avons pas cru devoir donner dans cet index les titres de la plupart des ouvrages classiques que nous avons consultés.

IMPRIMERIE LEMALE ET Cie, HAVRE

www.ingramcontent.com/pod-product-compliance
Lightning Source LLC
LaVergne TN
LVHW050422160826
845677LV00002BA/494

* 9 7 8 2 3 2 9 7 2 9 4 9 7 *